医药类专业规划教材

药品生物检定技术

YAOPIN SHENGWU JIANDING JISHU

主　编　姚　萍

副主编　张新蕊　朱进倩　赵巧玲　王晓丽

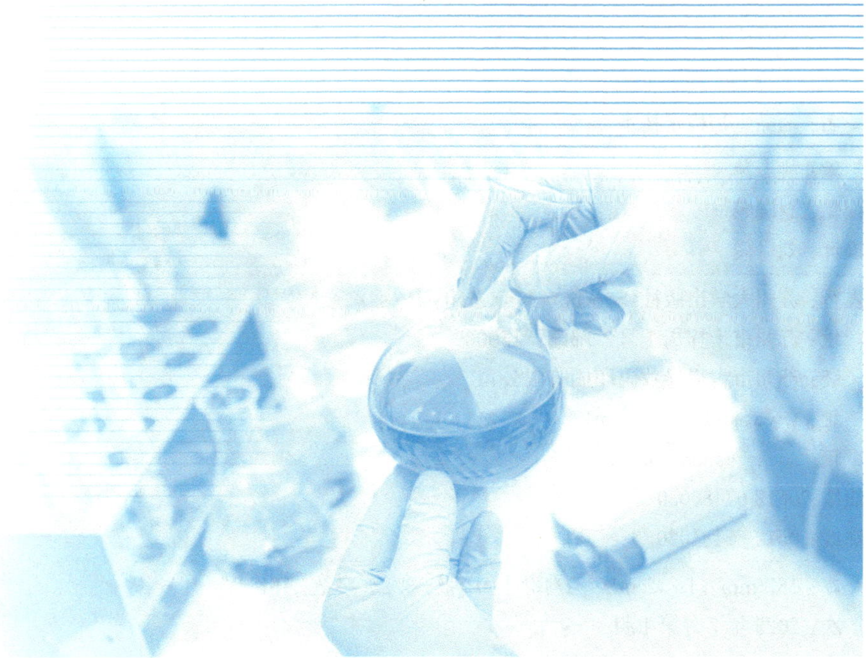

苏州大学出版社
Soochow University Press

图书在版编目(CIP)数据

药品生物检定技术 / 姚萍主编. -- 苏州 ：苏州大学出版社，2025. 7(2025. 8重印). -- (医药类专业规划教材).
ISBN 978-7-5672-5221-9

Ⅰ. R927

中国国家版本馆 CIP 数据核字第 2025NU4489 号

书　　名：药品生物检定技术

主　　编：姚　萍
责任编辑：赵晓嬿
封面设计：刘　俊

出版发行：苏州大学出版社(Soochow University Press)
社　　址：苏州市十梓街 1 号　**邮编**：215006
印　　装：苏州市古得堡数码印刷有限公司
网　　址：www. sudapress. com
邮　　箱：sdcbs@suda. edu. cn
邮购热线：0512-67480030
销售热线：0512-67481020

开　　本：787 mm×1 092 mm　1/16　　**印张**：6. 25　**字数**：167 千
版　　次：2025 年 7 月第 1 版
印　　次：2025 年 8 月第 2 次印刷
书　　号：ISBN 978-7-5672-5221-9
定　　价：30. 00 元

前　　言

药品生物检定技术是药品质量与安全、生物制药技术、药品生产技术等相关专业必修的一门专业核心课程，开设此课程的目的是让学生掌握各类药物安全性、有效性及卫生学检验等工作任务的操作技能和理论知识，同时培养学生具备严谨细致的工作态度及实事求是、认真负责的职业道德和工作作风。

本教材的编写遵循医药类教材特点和学生身心发展规律，凸显一体化培养理念，注重知识紧密衔接及技能贯通培养。教材主要依据《中华人民共和国药典》相关标准进行编写，同时遵循“理论够用、实践性够强”的原则，突出实践性和适用性，充分体现职业教育特色，同时融入课程思政要求，深化职业理想和职业道德教育。

本教材由江苏联合职业技术学院徐州医药分院姚萍担任主编，徐州医药分院张新蕊、莫愁中专办学点朱进倩、无锡卫生分院赵巧玲、连云港中医药分院王晓丽担任副主编。编写组成员还包括曹大红、主雪华、黄宁、朱中原等院校教师，以及来自江苏万邦生化医药集团有限责任公司的安丽娟等行业专家。编写团队汇聚了院校教师与企业专家，充分体现了产教融合的特色，为本教材的实用性和专业性提供了有力保障。

本教材在编写过程中得到了各参编单位领导的大力支持，在此表示诚挚的感谢。受编者水平所限，教材难免有不足之处，敬请各位专家、同行与使用者及时提出修改意见及建议，以便进一步修订完善。

本书编写组

2025 年 6 月

目　录

绪 论

一、基础知识

1. 药品的概念

药品是用于预防、治疗、诊断人的疾病,有目的地调节人的生理功能并规定有适应证或者功能主治、用法和用量的物质,包括中药、化学药和生物制品等。

2. 药品的特性(质量特性)

安全性、稳定性、均一性和有效性。

3. 药品的质量标准

药品的质量标准是国家对药品的质量指标和检验方法所作的技术规定,以保证药品的安全性和有效性。

(1) 质量指标:包括药品的名称、性状、物理常数、鉴别、检查、含量测定等。

(2) 检验方法:规定了药品的生产工艺和技术要求。

4. 国家药品质量标准的分类

(1) 国家标准:《中华人民共和国药典》(以下简称《中国药典》)、部(局)颁标准、注册标准等。

(2) 企业标准:针对某一企业的标准,同时也是国家药品质量标准。

5. 制定药品质量标准的目的

通过规定药品的质量指标和检验方法,确保药品在生产、贮存、销售和使用过程中的质量。

二、药品生物检定技术概念

药品生物检定技术是利用药品对生物体(包括整体动物、离体组织和器官、细胞和微生物等)所产生的药理作用或毒理作用以及其他反应来测定药品的有效性、安全性,并研究药物量效关系,即利用生物体进行药品质量规格检验的技术。

三、药品生物检定的主要任务

1. 药品的安全性检查

药品的安全性检查包括无菌检查、微生物限度检查、热原及细菌内毒素检查、降压物质和升压物质检查、异常毒性或特性毒性检查等检查项目。

2. 药品的生物活性测定

药品的生物活性测定主要包括抗生素微生物测定、胰岛素生物测定、缩宫素生物测定、肝素生物测定、洋地黄生物测定、人生长激素生物测定等系列物质生物测定。

举例:人生长激素的生物测定——去垂体大白鼠体重法。

生长激素是由人体脑垂体前叶分泌的一种肽类激素,由 191 个氨基酸组成,能促进骨骼、内脏和全身生长，促进蛋白质合成，影响脂肪和矿物质代谢，在人体生长发育中起到关键性作用。去垂体大白鼠体重法是通过比较生长激素标准品和供试品对幼龄去垂体大白鼠体重增加的程度，来测定供试品效价的一种方法。去垂体手术后2～3周，按体重均匀分组，颈部皮下注射一种浓度的标准品或供试品，每日1次，连续6 d。处死去垂体大白鼠，称重，按照量反应平行线测定随机设计法计算效价。

3. 检验方法的核对

有些药品理化性质已经阐明，也建立了较为灵敏的理化检验方法，但这些方法是否可靠需要用生物检定法来核对。

四、药品生物检定的基本程序

1. 采样

抽样原则：随机、客观、均匀、合理。

注意事项：实施防止微生物污染的措施。

2. 检验

(1) 样品检验前处理：抽检样品保持完整性和有效性。

完整性：待检样品的最小包装应完好无缺，没有任何破损和污染，可以用消毒液对其外表进行消毒而不会影响其内在微生物状况。

有效性：待检样品能真实反映原药品的生物活性(如效价、特异性)。

(2) 样品检验：严格遵守标准规定的步骤和方法。

3. 记录

必须真实、完整、齐全，不得随意涂改。

若需要涂改，须用斜线将涂改部分划掉，并签上涂改者的名字或盖印章，不得采用涂黑方式，要保证错误部分清晰可见。

4. 出具检验报告

操作人员本着严肃负责的职业态度，根据原始检验记录认真书写。要求依据准确、数据无误、结论明确、文字简洁、书写清晰、格式规范。

检验记录和检验报告均须由专人、专柜进行保存，按照要求保存期限至少是该药品有效期后1年。

五、无菌技术

药品生物检定过程中的无菌技术主要是指控制或防止各类微生物污染及干扰的一系列操作方法，包括无菌环境设施、无菌试验器材及无菌操作方法等。

1. 无菌环境

无菌环境是指人们用物理或化学的方法，在某一可控空间内使悬浮粒子、浮游菌、沉降菌等数量达到最低限度，接近于无菌。

环境洁净度B级下，局部洁净度A级的单向流空气区域或隔离系统即达到药典要求的无菌空间。

2. 半无菌环境

半无菌环境要求设有紫外灯、空气净化及空调设备，控制室温在20～25 ℃。

3. 无菌操作方法

(1) 保证待检样品不被环境中的微生物污染。

(2) 防止待检样品中的微生物或阳性对照菌等污染环境或感染操作人员。

4. 无菌操作主要流程

(1) 进入无菌室前的准备:

① 无菌室定期检查空气质量。

② 进入无菌室前,先开启无菌空气过滤器及紫外灯杀菌 1 h,操作人员换无菌服进入。

(2) 检验过程中的操作:

① 进火焰区操作。

② 开启试管、安瓿之前,用碘酒或 75%乙醇棉球消毒容器外部。

③ 刻痕用的砂轮灯也应消毒。

④ 灭菌瓶塞掉到工作台上,须另换无菌塞。

⑤ 接种霉菌、放线菌、孢子菌液,在有负压的生物安全柜内操作,以防孢子散落传播。如在超净工作台上操作,则应关闭高效过滤层流空气,稍后再操作。

(3) 操作结束后的清场:

彻底清理无菌室,污染仪器立即放入消毒液缸浸泡,盖盖,过夜,取出,按要求洗净并灭菌。

目标检测

一、单项选择题

1. 药品生物检定技术是利用药品对________所产生的药理作用或毒理作用以及其他反应来测定药品的有效性、安全性,并研究药物量效关系的技术 (　　)

A. 整体动物　　B. 离体组织和器官　　C. 细胞和微生物　　D. 以上都是

2. 半无菌环境要求设有紫外灯、空气净化及空调设备,控制室温在________℃ (　　)

A. 5～10　　B. 10～15　　C. 15～20　　D. 20～25

二、多项选择题

1. 药品生物检定的基本程序有哪些 (　　)

A. 采样　　B. 检验　　C. 记录　　D. 出具检验报告

2. 药品的质量指标包括哪些 (　　)

A. 药品的名称、性状和物理常数　　B. 鉴别

C. 检查　　D. 含量测定

三、简答题

简述药品生物检定的基本流程和注意事项。

项目一 药品的无菌检查

典型岗位工作任务

1. 注射用青霉素钠的无菌检查
2. 维生素C注射液的无菌检查

案例

“欣弗”事件

2006年7月，青海省西宁市部分患者使用某药业公司生产的克林霉素磷酸酯葡萄糖注射液(欣弗注射液)后，出现胸闷、心悸、寒战、腹泻、恶心、呕吐、过敏性休克等表现。随后，黑龙江、广西、浙江、山东等省区也分别报告发现类似病例。全国16个省区共报告病例93例，死亡11人。

同年8月15日，国家食品药品监督管理局通报了“欣弗”事件的调查结果。导致这起不良事件的主要原因是，该公司2006年6—7月生产的欣弗注射液未按批准的工艺参数灭菌：降低灭菌温度、缩短灭菌时间、增加灭菌柜装载量。该药品按规定应经过105℃、30 min的灭菌过程，但该公司擅自将灭菌温度降到100～104℃，将灭菌时间缩短到1～4 min，影响了灭菌效果。经中国药品生物制品检定所对相关样品进行检验，结果表明无菌检查和热原检查不符合规定。

反思：药品质量直接关系到人民的健康和生命安全，药品制造领域从业人员必须坚持以人民为中心的发展思想，把保障人民健康放在优先发展的战略位置，切实履职尽责，保证药品质量合格。

课堂讨论

什么是无菌检查？为什么注射液要进行无菌检查？

基础知识

一、无菌检查法概述

1. 无菌检查法的定义

无菌检查法是用于检查药典要求无菌的药品、生物制品、医疗器械、原料、辅料及其他品种是否无菌的一种方法。若供试品符合无菌检查法的规定，仅表明供试品在该检验条件下未发现微生物污染。作为药品微生物检验的最早要求，无菌检查早在20世纪20年代就被列为必检项目。第一版《中国药典》(1953年版)就收载了无菌检查法，并且每一版《中国药典》在修订过程中，还会修订无菌检查的范围、方法、检验量及检验材料等质控内容，使无菌检查结果更好地反映无菌产品的质量。

2. 药典要求进行无菌检查的品种

具体见表1-1。

表1-1　药典要求进行无菌检查品种汇总表

品种	具体种类
注射剂	注射液、注射用无菌粉末、注射用浓溶液等
眼用制剂	眼用液体制剂、眼用半固体制剂、眼用固体制剂等
部分外用制剂	用于手术、创伤、溃疡、烧伤等外科用药品制剂
植入剂	用于包埋于人体内的药物制剂
可吸收的止血剂	如明胶发泡剂、凝血酶等用于止血并可被组织吸收的各种药物制剂
外科用的必须无菌的医疗器械	如外科手术用脱脂棉、纱布、结扎线、缝合线、可被组织吸收的肠线及一次性无菌手术刀片、输血袋、输液袋、角膜接触镜等

总结：凡是进入人体血液循环系统、肌肉、皮下组织或接触创伤、溃疡、烧伤等部位的制品或材料器具等应用于临床时，一旦染有活菌且活菌进入患者体内，会引起并发症，加重病情，甚至威胁生命。

二、无菌检查的基本原理

1. 理论依据

微生物在适合的培养基中、适宜的温度下能够大量生长繁殖；微生物在液体培养基中大量生长繁殖，澄清透明的液体培养基变为混浊。

2. 原理

利用无菌操作的方法，将被检查的药品分别加入需氧菌、厌氧菌和真菌生长的液体培养基中，置于适宜温度下培养一定时间后，观察有无微生物生长，以判断药品是否合格。

从理论上讲，由于无菌检查样本数的局限性，产品的污染检出率要比实际污染率低得多。因此，当供试品符合无菌检查法的规定时，这仅表明供试品在该检验条件下未发现微生物污染，也就是无菌检查并不能完全保证整批产品的无菌性，但是它可用于确定哪批产品不符合无菌要求。

三、无菌检查的检查环境

《中国药典》(2025年版)四部通则9203“药品微生物实验室质量管理指导原则”指出：无菌检查应在隔离器系统或B级背景下的A级单向流洁净区域中进行。A级和B级区域的空气供给应通过终端高效空气过滤器(high efficiency particulate air filter, HEPA)。检验全过程应严格遵守无菌操作，防止微生物污染，防止污染的措施不得影响供试品中微生物的检出。单向流空气区域、工作台面及受控环境应定期按现行国家标准——《医药工业洁净室(区)悬浮粒子的测试方法》(GB/T 16292—2010)、《医药工业洁净室(区)浮游菌的测试方法》(GB/T 16293—2010)和《医药工业洁净室(区)沉降菌的测试方法》(GB/T 16294—2010)进行洁净度确认。隔离系统应定期按相关的要求进行验证,其内部环境洁净度须符合无菌检查要求。日常检验须对试验环境进行监测。

无菌检查的基本步骤

一、抽样

抽样时尽量抽取批生产开始、结束或生产过程出现异常情况下的产品进行检验,凡发现有异常或可疑样品,应选取有疑问样品。应采用随机抽样的原则进行无菌检查时的抽样。

1. 检验数量

检验数量是指一次试验所用供试品最小包装的数量,成品每亚批均应进行无菌检查。

(1) 批出厂产品的最少检验数量:见表 1-2。

表 1-2　批出厂产品的最少检验数量

<table>
<tr><th colspan="2">供试品</th><th>批产量(N)/个</th><th>接种每种培养基的最少检验数量</th></tr>
<tr><td colspan="2" rowspan="4">注射剂</td><td>≤100</td><td>10%或 4 个(取较多者)</td></tr>
<tr><td>100<N≤500</td><td>10 个</td></tr>
<tr><td rowspan="2">>500</td><td>2%或 20 个(取较少者)</td></tr>
<tr><td>20 个(生物制品)</td></tr>
<tr><td colspan="2" rowspan="2">大体积注射剂(>100 mL)</td><td rowspan="2"></td><td>2%或 10 个</td></tr>
<tr><td>20 个(生物制品)</td></tr>
<tr><td rowspan="5">冻干血液制品</td><td rowspan="2">>5 mL</td><td>每柜冻干≤200</td><td>5 个</td></tr>
<tr><td>每柜冻干>200</td><td>10 个</td></tr>
<tr><td rowspan="3">≤5 mL</td><td>≤100</td><td>5 个</td></tr>
<tr><td>100<N≤500</td><td>10 个</td></tr>
<tr><td>>500</td><td>20 个</td></tr>
<tr><td colspan="2" rowspan="2">眼用及其他非注射产品</td><td>≤200</td><td>5%或 2 个(取较多者)</td></tr>
<tr><td>>200</td><td>10 个</td></tr>
<tr><td colspan="2" rowspan="3">桶装无菌固体原料</td><td>≤4</td><td>每个容器</td></tr>
<tr><td>4<N≤50</td><td>20%或 4 个容器(取较多者)</td></tr>
<tr><td>>50</td><td>2%或 10 个容器(取较多者)</td></tr>
<tr><td colspan="2">抗生素固体原料药(≥5 g)</td><td></td><td>6 个容器</td></tr>
<tr><td colspan="2">生物制品原液或半成品</td><td></td><td>每个容器(每个容器制品的取样量为总量的 0.1%或不少于 10 mL,每开瓶一次,应如上法)</td></tr>
<tr><td colspan="2">体外用诊断制品半成品</td><td></td><td>每批(抽样量应不少于 3 mL)</td></tr>
</table>

续表

供试品	批产量(N)/个	接种每种培养基的最少检验数量
医疗器具	≤100	10%或4件(取较多者)
	100<N≤500	10件
	>500	2%或20件(取较少者)

注:若供试品每个容器内的装量不够接种两种培养基,那么表中的最少检验数量应增加相应倍数。

(2) 上市抽验样品的最少检验数量:见表1-3。

表1-3 上市抽验样品的最少检验数量

供试品		批产量(N)/个
液体制剂		10
固体制剂		10
血液制品	V<50 mL	6
	V≥50 mL	2
医疗器具	10	

注:1. 若供试品每个容器内的装量不够接种两种培养基,那么表中的最少检验数量应增加相应倍数。
2. 抗生素粉针剂(≥5 g)及抗生素原料药(≥5 g)的最少检验数量为6瓶(或支)。桶装无菌固体原料的最少检验数量为4个包装。
3. V代表供试品标示体积。

2. 最少检验量

最少检验量是指供试品每个最小包装接种至每份培养基的最少量。若每支(瓶)供试品的装量按规定足够接种两种培养基,则应分别接种硫乙醇酸盐流体培养基和胰酪大豆胨液体培养基。采用薄膜过滤法时,只要供试品特性允许,应将所有容器内的内容物全部过滤。

查阅《中国药典》(2025年版)三部通则1101"无菌检查法",表1-4为供试品的最少检验量。

表1-4 供试品的最少检验量

供试品	供试品装量	接种每种培养基的最少检验量
液体制剂	V≤1 mL	全量
	1 mL<V≤40 mL	半量,但不少于1 mL
	40 mL<V≤100 mL	20 mL
	V>100 mL	10%,但不少于20 mL
固体制剂	M<50 mg	全量
	50 mg≤M<300 mg	半量
	300 mg≤M<5 g	150 mg
	M≥5 g	500 g
		半量(生物制品)

续表

供试品	供试品装量	接种每种培养基的最少检验量
生物制品的原液及半成品		半量
医疗器械	外科用敷料棉花及纱布	取 100 mg 或 1 cm×3 cm
	缝合线、一次性医用材料	整个材料①
	带导管的一次性医疗器具(如输液袋)	1/2 内表面积
	其他医疗器械	整个器具①(切碎或拆散开)

注:①如果医疗器械体积过大,培养基用量可在 2 000 mL 以上,将其完全浸没。
V 代表供试品标示体积,*M* 代表供试品标示质量。

二、培养基的制备、保存及适用性检查

(一) 培养基的制备

根据无菌检查原理,不同的微生物对营养物质和培养温度等需求不同,须配制两种培养基:硫乙醇酸盐流体培养基主要用于厌氧菌的培养,也可用于需氧菌的培养;胰酪大豆胨液体培养基用于真菌和需氧菌的培养。

常见培养基可按以下处方制备,亦可使用按该处方生产的符合规定的脱水培养基或商品化的预制培养基。配制后采用验证合格的灭菌程序灭菌。制备好的培养基若不即时使用,应置于无菌密闭容器中,在 2～25 ℃、避光的环境下保存,并在经验证的保存期内使用。

1. 硫乙醇酸盐流体培养基

胰酪胨 15.0 g
氯化钠 2.5 g
葡萄糖/无水葡萄糖 5.5 g/5.0 g
酵母浸出粉 5.0 g
刃天青溶液 1.0 mL
L-胱氨酸 0.5 g
硫乙醇酸钠 0.5 g(或硫乙醇酸 0.3 mL)
琼脂 0.75 g
纯化水 1 000 mL

除葡萄糖和刃天青溶液外,取上述成分混合,微温溶解,调节 pH 为弱碱性,煮沸,滤清,加入葡萄糖和刃天青溶液,摇匀,调节 pH,使灭菌后在 25 ℃的 pH 为 7.1±0.2。分装至适宜的容器中,其装量与容器高度的比例应符合培养结束后培养基氧化层(粉红色)不超过培养基深度的 1/2。灭菌。在供试品接种前,培养基氧化层的高度不得超过培养基深度的 1/3,否则须经 100 ℃水浴加热至粉红色消失(不超过 20 min),迅速冷却,只限加热一次,并防止被污染。

除另有规定外,硫乙醇酸盐流体培养基置于 30～35 ℃条件下培养。

2. 胰酪大豆胨液体培养基

胰酪胨 17.0 g
氯化钠 5.0 g
大豆木瓜蛋白酶水解物 3.0 g
磷酸氢二钾 2.5 g
葡萄糖/无水葡萄糖 2.5 g/2.3 g
纯化水 1 000 mL

除葡萄糖外,取上述成分混合,微温溶解,滤过,调节 pH,使灭菌后在 25 ℃的 pH 为

7.3±0.2，加入葡萄糖，分装，灭菌。

胰酪大豆胨液体培养基置于20～25℃条件下培养。

3. 中和或灭活用培养基

按硫乙醇酸盐流体培养基或胰酪大豆胨液体培养基的处方及制法，在培养基灭菌前或使用前加入适宜的中和剂、灭活剂或表面活性剂。

4. 0.5%葡萄糖肉汤培养基(用于硫酸链霉素等抗生素的无菌检查)

胨 10.0 g　　氯化钠 5.0 g

葡萄糖 5.0 g　　牛肉浸出粉 3.0 g

纯化水 1 000 mL

除葡萄糖外，取上述成分混合，微温溶解，调节pH为弱碱性，煮沸，加入葡萄糖溶解后，摇匀，滤清，调节pH，使灭菌后在25℃的pH为7.2±0.2，分装，灭菌。

5. 胰酪大豆胨琼脂培养基

胰酪胨 15.0 g　　氯化钠 5.0 g

大豆木瓜蛋白酶水解物 5.0 g　　琼脂 15.0 g

纯化水 1 000 mL

除琼脂外，取上述成分混合，微温溶解，调节pH，使灭菌后在25℃的pH为7.3±0.2，加入琼脂，加热熔化后，摇匀，分装，灭菌。

6. 沙氏葡萄糖液体培养基

动物组织胃蛋白酶水解物和胰酪胨等量混合物 10.0 g

葡萄糖 20.0 g　　纯化水 1 000 mL

除葡萄糖外，取上述成分混合，微温溶解，调节pH，使灭菌后在25℃的pH为5.6±0.2，加入葡萄糖，摇匀，分装，灭菌。

7. 沙氏葡萄糖琼脂培养基

动物组织胃蛋白酶水解物和胰酪胨等量混合物 10.0 g

葡萄糖 40.0 g　　琼脂 15.0 g

纯化水 1 000 mL

除葡萄糖、琼脂外，取上述成分混合，微温溶解，调节pH，使灭菌后在25℃的pH为5.6±0.2，加入琼脂，加热熔化后再加入葡萄糖，摇匀，分装，灭菌。

8. 马铃薯葡萄糖琼脂培养基(PDA)

马铃薯(去皮) 200 g　　琼脂 14.0 g

葡萄糖 20.0 g　　纯化水 1 000 mL

取马铃薯，切成小块，加水1 000 mL，煮沸20～30 min，用6～8层纱布过滤，取滤液补水至1 000 mL，调节pH，使灭菌后在25℃的pH为5.6±0.2，加入琼脂，加热熔化后，再加入葡萄糖，摇匀，分装，灭菌。

以上培养基均可用市售按该处方生产且符合规定的脱水培养基或商品化的预制培养基代替。使用脱水培养基时，按照使用说明书进行配制，配制培养基时称量要迅速，以免因吸潮而影响称量的准确性。培养基配制好后，应澄清、无沉淀，并应采用验证合格的灭菌程序灭菌。

(二) 培养基的保存

制备好的培养基若不即时使用，应放置于无菌的密闭容器中，在2～25℃、避光条件下保存，并在经验证的保存期内使用。

（三）培养基的适用性检查

无菌检查用的硫乙醇酸盐流体培养基和胰酪大豆胨液体培养基等应符合培养基的无菌检查及灵敏度检查的要求。本检查可在供试品的无菌检查前或与供试品的无菌检查同时进行。

1. 无菌检查

每批培养基一般随机取不少于 5 支（瓶），细菌培养基置于 30～35 ℃条件下培养 14 d，真菌培养基置于 20～25 ℃条件下培养 14 d，均应无菌生长。如有菌生长则应废弃，并重新配制。

2. 灵敏度检查

培养基灵敏度检查是用已知的标准菌种来鉴定培养基的敏感度，根据加入定量规定菌种的生长情况判定培养基灵敏度是否符合无菌检查的要求。

(1) 菌种：检定培养基灵敏度的菌种是由国家药品检定机构分发的标准菌种。所用的菌株传代次数不得超过 5 代（从菌种保存中心获得的冷冻干燥菌种为第 0 代），并采用适宜的菌种保存技术进行保存和确认，以保证试验菌株的生物学特性。主要包括以下品种：

金黄色葡萄球菌（*Staphylococcus aureus*）〔CMCC(B)26003〕

铜绿假单胞菌（*Pseudomonas aeruginosa*）〔CMCC(B)10104〕

枯草芽孢杆菌（*Bacillus subtilis*）〔CMCC(B)63501〕

生孢梭菌（*Clostridium sporogenes*）〔CMCC(B)64941〕

白色念珠菌（*Candida albicans*）〔CMCC(F)98001〕

黑曲霉（*Aspergillus niger*）〔CMCC(F)98003〕

(2) 菌液制备：接种金黄色葡萄球菌、铜绿假单胞菌、枯草芽孢杆菌的新鲜培养物至胰酪大豆胨液体培养基中，接种生孢梭菌的新鲜培养物至硫乙醇酸盐流体培养基中，在 30～35 ℃条件下培养 18～24 h，上述培养物用 pH 7.0 无菌氯化钠-蛋白胨缓冲液或 0.9%无菌氯化钠溶液制成适宜浓度菌悬液。

接种黑曲霉新鲜培养物至沙氏葡萄糖琼脂斜面培养基或马铃薯葡萄糖琼脂培养基上，在 20～25 ℃条件下培养 5～7 d 或直到获得丰富的孢子，加入适量含 0.05%(mL/mL)聚山梨酯 80 的 pH 7.0 无菌氯化钠-蛋白胨缓冲液或含 0.05%(mL/mL)聚山梨酯 80 的 0.9%无菌氯化钠溶液，将孢子洗脱。然后用适宜的方法吸出孢子悬液至无菌试管内，用含 0.05%(mL/mL)聚山梨酯 80 的 pH 7.0 无菌氯化钠-蛋白胨缓冲液或含 0.05%(mL/mL)聚山梨酯 80 的 0.9%无菌氯化钠溶液制成适宜浓度的孢子悬液。该悬液可保存在 2～8 ℃，在验证过的贮存期内使用。

(3) 培养基接种：取适宜装量的硫乙醇酸盐流体培养基 7 支，分别接种不大于 100 cfu 的金黄色葡萄球菌、铜绿假单胞菌、生孢梭菌各 2 支，另 1 支不接种作为空白对照；取适宜装量的胰酪大豆胨液体培养基 7 支，分别接种不大于 100 cfu 的枯草芽孢杆菌、白色念珠菌、黑曲霉各 2 支，另 1 支不接种作为空白对照。接种细菌的培养管培养时间不超过 3 d，接种真菌的培养管培养时间不得超过 5 d。

(4) 结果判定：空白对照管应无菌生长，若加菌的培养基管均生长良好，判该培养基的灵敏度检查符合规定。

每当改变培养基配方和灭菌程序或使用新批次的脱水培养基时，都应重新进行培养基适用性检查。

三、稀释液、冲洗液及其制备方法

稀释液、冲洗液配制后应采用验证合格的灭菌程序灭菌。

(1) 0.1%无菌蛋白胨水溶液：取蛋白胨 1.0 g，加水 1 000 mL，微温溶解，必要时滤过使澄清，调节 pH 至 7.1±0.2，分装，灭菌。

(2) pH 7.0 无菌氯化钠-蛋白胨缓冲液：取磷酸二氢钾 3.56 g，无水磷酸氢二钠 5.77 g，氯化钠 4.30 g，蛋白胨 1.00 g，加水 1 000 mL，微温溶解，必要时滤过使澄清，分装，灭菌。

根据供试品的特性，可选用其他经验证的适宜溶液作为稀释液或冲洗液(如 0.9%无菌氯化钠溶液)。

如需要，可在上述稀释液或冲洗液的灭菌前或灭菌后加入表面活性剂或中和剂等。

四、方法适用性试验

进行产品无菌检查时，应进行方法适用性试验，以确认所采用的方法适合于该产品的无菌检查。若检验程序或产品发生变化可能影响检验结果，应重新进行方法适用性试验。

方法适用性试验按“供试品的无菌检查”的规定及下列要求进行操作。对每一试验菌应逐一进行方法确认。

1. 菌种及菌液的制备

(1) 菌种：金黄色葡萄球菌、枯草芽孢杆菌、生孢梭菌、白色念珠菌、黑曲霉同培养基的适用性检查。增加大肠埃希菌(*Escherichia coli*)〔CMCC(B)44102〕。

(2) 菌液的制备：新增大肠埃希菌菌液的制备方法同金黄色葡萄球菌，其余菌液的制备方法见本节培养基的灵敏度检查相关内容。

2. 验证方法

(1) 薄膜过滤法：按供试品的无菌检查要求，取每种培养基规定接种的供试品总量，采用薄膜过滤法过滤，冲洗，在最后一次的冲洗液中加入不大于 100 cfu 的试验菌，过滤。加培养基至滤筒内，接种金黄色葡萄球菌、大肠埃希菌、生孢梭菌的滤筒内加硫乙醇酸盐流体培养基；接种枯草芽孢杆菌、白色念珠菌、黑曲霉的滤筒内加胰酪大豆胨液体培养基。另取一装有同体积培养基的容器，加入等量试验菌，作为对照。置规定温度培养，培养时间不得超过 5 d。

(2) 直接接种法：取符合直接接种法培养基用量要求的硫乙醇酸盐流体培养基 6 支，分别接入小于 100 cfu 的金黄色葡萄球菌、大肠埃希菌、生孢梭菌各 2 支，取符合直接接种法培养基用量要求的胰酪大豆胨液体培养基 6 支，分别接入不大于 100 cfu 的枯草芽孢杆菌、白色念珠菌、黑曲霉各 2 支。上述 2 支培养基中，1 支按供试品的无菌检查要求接入每支培养基规定的供试品接种量，另 1 支作为对照，置规定的温度培养，培养时间不得超过 5 d。

3. 结果判断

与对照管比较，如含供试品各容器中的试验菌均生长良好，则说明供试品的该检验量在该检验条件下无抑菌作用或其抑菌作用可以忽略不计，照此检查方法和检查条件进行供试品的无菌检查。如含供试品的任一容器中的试验菌生长微弱、缓慢或不生长，则说明供试品的该检验量在该检验条件下有抑菌作用，应采用增加冲洗量、增加培养基的用量、使用中和剂或灭活剂、更换滤膜品种等方法，消除供试品的抑菌作用，并重新进行方法适用性试验。

方法适用性试验也可与供试品的无菌检查同时进行。

五、供试品的无菌检查

无菌检查法包括薄膜过滤法和直接接种法。只要供试品性质允许，应采用薄膜过滤法。供试品无菌检查所采用的检查方法和检验条件应与方法适用性试验确认的方法相同。

无菌试验过程中，若需使用表面活性剂、灭活剂、中和剂等试剂，应证明其有效性，且对微生物无毒性。

（一）检验数量和检验量

除另有规定外，批出厂产品检验按表 1－2 规定；上市产品监督检验按表 1－3 规定。表 1－2、表 1－3 中最少检验数量不包括阳性对照试验的供试品用量。

除另有规定外，供试品最少检验量按表 1－4 规定。若每支（瓶）供试品的装量按规定足够接种两种培养基，则应分别接种硫乙醇酸盐流体培养基和胰酪大豆胨液体培养基。采用薄膜过滤法时，只要供试品特性允许，应将所有容器内的内容物全部过滤。

（二）阳性对照和阴性对照

1. 阳性对照

阳性对照试验是检查阳性对照菌在加入供试品的培养基中能否生长，以验证供试品有无抑菌活性物质和试验条件是否符合要求的试验。阳性对照菌的生长证明无菌检查试验所使用的技术条件恰当，否则试验无效。

应根据供试品特性选择阳性对照菌：无抑菌作用及抗革兰阳性菌为主的供试品，以金黄色葡萄球菌为对照菌；抗革兰阴性菌为主的供试品以大肠埃希菌为对照菌；抗厌氧菌的供试品，以生孢梭菌为对照菌；抗真菌的供试品，以白色念珠菌为对照菌。阳性对照试验的菌液制备同方法适用性试验，加菌量不大于 100 cfu，供试品用量同供试品无菌检查时每份培养基接种的样品量。阳性对照管培养不超过 5 d，应生长良好。

2. 阴性对照

供试品无菌检查的同时取相应稀释剂或溶剂、冲洗液同法操作，作为阴性对照。阴性对照应无菌生长。

（三）供试品处理及接种培养基

操作时，用适宜的方法对供试品容器表面进行彻底消毒，如果供试品容器内有一定的真空度，可用适宜的无菌器材（如带有除菌过滤器的针头）向容器内导入无菌空气，再按无菌操作开启容器取出内容物。

除另有规定外，按下列方法进行供试品处理及接种培养基。

1. 薄膜过滤法

（1）薄膜过滤器工作原理：基于膜过滤技术，利用微孔滤膜的孔径大小来筛选和截留液体中的微生物，当被检样品通过滤膜时，微生物会被膜上的孔隙阻挡，溶解在水中的溶质通过膜孔隙进入下方的收集容器中。加培养基至过滤器玻璃筒内，可进行封闭式直接培养，或者取出滤膜至培养基中进行需氧菌、厌氧菌和真菌培养。

(2) 基本操作：无菌检查用滤膜孔径应不大于 0.45 μm，滤膜直径约为 50 mm，若使用其他尺寸的滤膜，应对稀释液和冲洗液体积进行调整，并重新验证。使用时，应保证滤膜在过滤前后的完整性。

水溶性供试液过滤前，一般应先将少量的冲洗液过滤以润湿滤膜。油类供试品，其滤膜和过滤器在使用前应充分干燥。为发挥滤膜的最大过滤效率，应注意保持供试品溶液及冲洗液覆盖整个滤膜表面。供试液经薄膜过滤后，若需要用冲洗液冲洗滤膜，每张滤膜每次冲洗量一般为 100 mL，且总冲洗量不得超过 500 mL，最高不得超过 1 000 mL。如果冲洗液用量过多，容易引起滤膜上的微生物受损伤，因此应避免。

薄膜过滤法检测供试品时，应根据不同供试品采用不同的处理方法。

水溶液供试品：取规定量直接过滤，或混合至含不少于 100 mL 适宜稀释液的无菌容器中，混匀，立即过滤。如供试品具有抑菌作用，须用冲洗液冲洗滤膜，冲洗次数一般不少于 3 次，所用的冲洗量、冲洗方法同方法适用性试验。除生物制品外，一般样品冲洗后，1 份滤器加入 100 mL 硫乙醇酸盐流体培养基，1 份滤器加入 100 mL 胰酪大豆胨液体培养基。生物制品样品冲洗后，向 2 份滤器加入 100 mL 硫乙醇酸盐流体培养基，向 1 份滤器加入 100 mL 胰酪大豆胨液体培养基。

水溶性固体和半固体供试品：取规定量，加适宜的稀释液溶解或按标签说明复溶，然后按照水溶液供试品的方法操作。

非水溶性供试品：取规定量，直接过滤；或混合溶于适量含聚山梨酯 80 或其他适宜乳化剂的稀释液中，充分混合，立即过滤。用含 0.1%～1%聚山梨酯 80 的冲洗液冲洗滤膜至少 3 次。加入含或不含聚山梨酯 80 的培养基。接种培养基按照水溶液供试品项下的方法操作。

可溶于十四烷酸异丙酯的膏剂和黏性油剂供试品：取规定量，混合至适量的无菌十四烷酸异丙酯（无菌十四烷酸异丙酯的制备可采用薄膜过滤法过滤除菌，选用孔径为 0.22 μm 的适宜滤膜，或其他适宜的灭菌方法）中，剧烈振摇，使供试品充分溶解，如果需要可适当加热，但加热温度一般不超过 40 ℃，最高不得超过 44 ℃，趁热迅速过滤。对仍然无法过滤的供试品，于含有适量的无菌十四烷酸异丙酯的供试液中加入不少于 100 mL 的适宜稀释液，充分振摇萃取，静置，取下层水相作为供试液过滤。过滤后滤膜冲洗及接种培养基按照非水溶性供试品的方法操作。

无菌气雾剂供试品：取规定量，采用专用设备将供试品转移至封闭式薄膜过滤器中。或将各容器置−20 ℃或其他适宜温度冷冻约 1 h，取出后迅速消毒供试品开启部位或阀门，正置容器，用无菌钢锥或针样设备以无菌操作迅速在与容器阀门结构相匹配的适宜位置钻一小孔，不同容器钻孔大小和深度应保持基本一致，钻孔后应无明显抛射剂抛出，轻轻转动容器，使抛射剂缓缓释放，释放抛射剂后再无菌开启容器，并将供试液转移至无菌容器中混合，必要时用冲洗液冲洗容器内壁。供试品也可采用其他适宜的方法取出。然后按照水溶液供试品或非水溶性供试品的方法操作。

装有药物的注射器供试品：取规定量，将注射器中的内容物（若需要，可吸入稀释液或标签所示的溶剂溶解）直接过滤，或混合至含适宜稀释液的无菌容器中，然后按水溶液供试品或非水溶性供试品的方法操作。同时，应采用适宜的方法对包装中所配带的针头等要求无菌的部件进行无菌检查。

具有导管的医疗器械(输血袋、输液袋等)供试品:除另有规定外,取规定量,每个最小包装用适量的(通常 50～100 mL)冲洗液分别冲洗内壁,收集冲洗液于无菌容器中,然后按照水溶液供试品的方法操作。同时,应采用适宜的方法对包装中所配带的针头等要求无菌的部件进行无菌检查。

2. 直接接种法

直接接种法适用于无法用薄膜过滤法进行无菌检查的供试品,即取规定量供试品分别等量接种至硫乙醇酸盐流体培养基和胰酪大豆胨液体培养基中。除生物制品外,一般样品无菌检查时两种培养基接种的瓶或支数相等;生物制品无菌检查时硫乙醇酸盐流体培养基和胰酪大豆胨液体培养基接种的瓶或支数之比为 2∶1。除另有规定外,每个容器中培养基的用量应符合接种的供试品体积不得大于培养基体积的 10%,同时硫乙醇酸盐流体培养基每管装量不少于 15 mL,胰酪大豆胨液体培养基每管装量不少于 10 mL。供试品检查时,培养基的用量和高度同方法适用性试验。

直接接种法检查供试品时,应根据不同供试品采用不同的处理方法。

(1) 混悬液等非澄清水溶性液体供试品:取规定量,等量接种至各管培养基中。

(2) 固体供试品:取规定量,直接等量接种至各管培养基中,或加入适宜的溶剂溶解,或按标签说明复溶,取规定量等量接种至各管培养基中。

(3) 非水溶性供试品:取规定量,混合,加入适量的聚山梨酯 80 或其他适宜的乳化剂及稀释剂使其乳化,等量接种至各管培养基中;或直接等量接种至含聚山梨酯 80 或其他适宜乳化剂的各管培养基中。

(4) 敷料供试品:取规定数量,以无菌操作拆开每个包装,于不同部位剪取约 100 mg 或 1 cm×3 cm 的供试品,等量接种于各管足以浸没供试品的适量培养基中。

(5) 肠线、缝合线等供试品:肠线、缝合线及其他一次性使用的医用材料按规定量取最小包装,无菌拆开包装,等量接种于各管足以浸没供试品的适量培养基中。

(6) 灭菌医用器械供试品:除另有规定外,取规定量,必要时应将其拆散或切成小碎段,等量接种于各管足以浸没供试品的适量培养基中。

(7) 放射性药品供试品:取 1 瓶(支),等量接种于装量为 7.5 mL 的硫乙醇酸盐流体培养基和胰酪大豆胨液体培养基中。每管接种量为 0.2 mL。

(四) 培养及观察

将上述接种供试品后的培养基容器分别按各培养基规定的温度培养不少于 14 d;接种生物制品的硫乙醇酸盐流体培养基的容器应分成两等份,一份置于 30～35 ℃条件下培养,一份置于 20～25 ℃条件下培养。培养期间应定期观察并记录是否有菌生长。如在加入供试品后或在培养过程中培养基出现混浊,培养 14 d 后,不能从外观上判断有无微生物生长,可取该培养液不少于 1 mL 转种至同种新鲜培养基中,将原始培养物和新接种的培养基继续培养不少于 4 d,观察接种的同种新鲜培养基是否再出现混浊;或取培养液涂片,染色,镜检,判断是否有菌。

(五) 结果判断

若供试品管均澄清,或虽显混浊但经确证无菌生长,判供试品符合规定;若供试品管中任何一管显混浊并确证有菌生长，判供试品不符合规定，除非能充分证明试验结果无效，即生长的微生物非供试品所含。只有符合下列至少一个条件时方可认为试验无效：

（1）无菌检查试验所用的设备及环境的微生物监控结果不符合无菌检查法的要求。

（2）回顾无菌试验过程，发现有可能引起微生物污染的因素。

（3）在阴性对照中观察到微生物生长。

（4）供试品管中生长的微生物经鉴定后，确证是因无菌试验中所使用的物品和（或）无菌操作技术不当引起的。

试验若经评估确认无效，应重试。重试时，重新取同量供试品，依法检查。若无菌生长，判供试品符合规定；若有菌生长，判供试品不符合规定。

检验　项目一

某制药企业生产葡萄糖注射液，每批生产 10 万支，葡萄糖注射液的规格为 250 mL∶25 g，现对此葡萄糖注射液进行无菌检查。

查阅《中国药典》（2025 年版）二部正文“葡萄糖注射液”【检查】项目：无菌　取本品，经薄膜过滤法，以金黄色葡萄球菌为阳性对照菌，依法检查（通则 1101），应符合规定。

一、抽样

1. 检验数量

查阅《中国药典》（2025 年版）三部通则 1101“无菌检查法”及表 1－2 批出厂产品的最少检验数量，如下所示。

供试品	批产量（N）/个	接种每种培养基的最少检验数量
大体积注射剂（>100 mL）		2%或 10 个

得出本次检验数量为抽检 10 瓶。

2. 最少检验量

查阅《中国药典》（2025 年版）三部通则 1101“无菌检查法”及表 1－4 供试品的最少检验量，如下所示。

供试品	供试品装量（V）/mL	接种每种培养基的最少检验量
液体制剂	$V>100$	10%，但不少于 20 mL

得出本次每瓶检验量为 25 mL。

二、培养基的制备、保存及适用性检查

培养基的配制与灭菌：取成品培养基按标签所示方法配制，按规定方法灭菌，备用。培养基适用性检查按《中国药典》（2025 年版）三部通则 1101“无菌检查法”要求进行。

三、方法适用性试验

方法适用性试验按《中国药典》(2025 年版)三部通则 1101“无菌检查法”要求进行。

四、薄膜过滤法

取规定量,按标签加稀释液复溶,混合至含不少于 100 mL 稀释液的无菌容器中,混匀,立即过滤。用冲洗液冲洗滤膜,冲洗次数一般不少于 3 次,每次冲洗量 100 mL。冲洗后,1 份滤器中加入 100 mL 硫乙醇酸盐流体培养基,1 份滤器中加入 100 mL 胰酪大豆胨液体培养基。阳性对照不加供试品,仅用冲洗液,且在最后一次的冲洗液中加入小于 100 cfu 的试验菌。阴性对照仅用稀释液和冲洗液同法操作,不加试验菌。

五、培养与观察

培养上述接种供试品后的培养基容器按规定的温度培养 14 d(硫乙醇酸盐流体培养基 30～35 ℃,胰酪大豆胨液体培养基 20～25 ℃)。培养期间应逐日观察并记录是否有菌生长。培养 14 d 后,不能从外观上判断有无微生物生长,可取该培养液适量转种至同种新鲜培养基中,培养 3 d,观察接种的同种新鲜培养基是否再出现混浊;或取培养液涂片,染色,镜检,判断是否有菌。

检验 项目二

某制药企业生产维生素 C 注射液,每批生产 500 支,注射液的规格为 2 mL∶0.25 g,现对此批维生素 C 注射液进行无菌检查。

一、抽样

1. 检验数量

查阅《中国药典》(2025 年版)三部通则 1101“无菌检查法”及表 1－2 批出厂产品的最少检验数量,如下所示。

供试品	批产量(N)/个	接种每种培养基的最少检验数量
注射剂	$100<N\leqslant 500$	10 个

得出本次检验数量为抽检 10 支。

2. 最少检验量

查阅《中国药典》(2025 年版)三部通则 1101“无菌检查法”及表 1－4 供试品的最少检验量,如下所示。

供试品	供试品装量(V)/mL	接种每种培养基的最少检验量
液体制剂	$1<V\leqslant 40$	半量,但不少于 1 mL

得出本次每瓶检验量为 1.2 mL。

二、培养基的制备、保存及适用性检查

同检验项目一。

三、方法适用性试验

同检验项目一。

四、直接接种法

直接接种法适用于无法用薄膜过滤法进行无菌检查的供试品。

无菌操作法取规定量供试品分别等量接种至硫乙醇酸盐流体培养基和胰酪大豆胨液体培养基中。两种培养基接种的瓶或支数相等。除另有规定外，每个容器中培养基的用量应符合接种的供试品体积不得大于培养基体积的 10%，同时硫乙醇酸盐流体培养基每管装量不少于 15 mL，胰酪大豆胨液体培养基每管装量不少于 10 mL。

培养与观察、结果判断同检验项目一。

目标检测

一、单项选择题

1. 下列哪类药物不需要进行无菌检查　(　　)
   A. 注射剂　B. 大面积烧伤创面外用制剂
   C. 眼科外伤用药　D. 口服药物
   E. 植入剂
2. ________可用于培养真菌　(　　)
   A. 营养琼脂培养基　B. 硫乙醇酸盐流体培养基
   C. 胰酪大豆胨液体培养基　D. 葡萄糖肉汤培养基
   E. 胆盐乳糖培养基
3. 培养基的适用性检查中，如进行无菌性检查，要求每批培养基随机抽取不少于________支　(　　)
   A. 5　B. 6　C. 7　D. 8　E. 4
4. 进行培养基灵敏度检查时，用________的新鲜培养物代表革兰阳性菌接种至胰酪大豆胨液体培养基中　(　　)
   A. 金黄色葡萄球菌　B. 铜绿假单胞菌
   C. 枯草芽孢杆菌　D. 白色念珠菌
   E. 黑曲霉菌
5. 抗革兰阴性菌为主的供试品以________为对照菌　(　　)
   A. 金黄色葡萄球菌　B. 铜绿假单胞菌
   C. 枯草芽孢杆菌　D. 大肠埃希菌
   E. 黑曲霉菌
6. 进行方法适用性试验时，取每种培养基规定接种的供试品总量按薄膜过滤法过滤，冲洗，在最后一次的冲洗液中加入不大于________cfu 的试验菌并过滤　(　　)
   A. 1 000　B. 100　C. 10 000　D. 500　E. 10

7. 无菌检查用的滤膜孔径应不大于 ________μm （　　）

A. 0.45　　B. 0.55　　C. 0.75　　D. 0.35　　E. 0.40

二、多项选择题

1. 当符合下列哪些条件时可判无菌检查试验结果无效 （　　）

A. 无菌检查试验所用的设备及环境的微生物监控结果不符合无菌检查法要求

B. 回顾无菌试验过程，发现有可能引起微生物污染的因素

C. 供试品管中生长的微生物经鉴定后，确证是因无菌试验中所使用的物品不当引起的

D. 阴性对照管有菌生长的

E. 供试品管中生长的微生物由无菌操作技术不当引起

2. 培养基的适用性检查包括 （　　）

A. 无菌检查　　B. 灵敏度检查

C. 选择性检查　　D. 特异性检查

E. 方法学检查

3. 无菌检查的方法包括 （　　）

A. 微生物计数法　　B. 限度检查法

C. 薄膜过滤法　　D. 内毒素检查法

E. 直接接种法

4. 培养基灵敏度检查所用菌种包括 （　　）

A. 金黄色葡萄球菌　　B. 铜绿假单胞菌

C. 枯草芽孢杆菌　　D. 生孢梭菌

E. 白色念珠菌

5. 无菌检查所用的培养基包括 （　　）

A. 硫乙醇酸盐流体培养基　　B. 胰酪大豆胨液体培养基

C. 选择性培养基　　D. 0.5%葡萄糖肉汤培养基

E. 胰酪大豆胨琼脂培养基

三、简答题

1. 简述薄膜过滤法进行药品无菌检查的过程。

2. 某大型制药企业生产规格为 100 mL 的 0.9%氯化钠注射液，用直接接种法做无菌检查，每批生产 5 万支，请问：

(1) 每支样品接入每管培养基的最少样品量(mL)是多少？

(2) 最少检验数量是多少？

(3) 需要用到哪几种培养基？

项目二　药品的微生物限度检查

典型岗位工作任务

维生素C片的微生物限度检查

案例

炒酸枣仁配方颗粒微生物限度检查不合格

2023年11月9日，国家药品监督管理局发布一则通告，经检验，某药业有限公司生产的1批次炒酸枣仁配方颗粒不符合规定，不符合规定的项目为微生物限度检查。对该批次不符合规定的药品，药品监督管理部门已要求相关企业和单位采取暂停销售使用、召回等风险控制措施，对不符合规定的原因开展调查并切实进行整改。同时，国家药品监督管理局还督促相关省级药品监督管理部门依据《中华人民共和国药品管理法》，对相关企业和单位存在的涉嫌违法行为立案调查，并按规定公开查处结果。

反思：药品是特殊的商品，对于制药企业而言，微生物控制不仅关乎药品质量，更直接关系到患者的生命安全。药品被微生物污染可能导致药品变质、失效，甚至产生有毒物质，轻则引起不良反应、影响病情，重则会致死亡。制药行业从业人员必须坚持高质量发展理念，增强保障药品高水平安全的责任感和使命感，全力保证药品质量。

课堂讨论

什么是微生物限度检查？微生物限度检查包括哪些内容？哪些药品需要进行微生物限度检查？

基础知识

一、微生物限度检查法的概念和意义

微生物限度检查法是检查《中国药典》规定的非无菌制剂及其药用原料、辅料和中药提取物、中药饮片受微生物污染程度的一种方法。

微生物限度检查是体现药品卫生质量的重要指标之一，药品中污染的微生物越多，则反映药品的卫生质量越差，可推断其受致病菌污染的可能性就越大。因此，微生物限度检查已被作为药品生产企业管理和安全性评价（包括人员素质、设备、工艺、生产、原辅料、贮藏等）的重要手段和依据之一。随着医药工业的快速发展，国内外对药品卫生质量的要求越来越严格，对微生物检测技术的要求也越来越高，为了保证试验方法的可靠性和准确性，《中国药典》（2025年版）已对药品的微生物限度检查法制定了统一的操作规程和严格的限定标准。

微生物限度检查的意义在于以下两点。

（1）保证药品质量。药品是特殊商品，药品质量关乎人的生命。非无菌药品中污染的某些微生物可能导致药物活性降低，甚至使药品丧失疗效，从而对患者健康造成潜在的危害。因此我国规定，原则上所有出厂的非无菌制剂（中药膏药除外）及其药用原料、辅料和中药提取物、中药饮片均应符合微生物限度规定，以保证药品质量，保障人民的用药安全。

（2）评价药品生产过程的卫生状况。药品微生物限度检查结果是评价药品生产企业所用原料、辅料、内包装材料、水质、设备、器具、工艺流程、生产环境及操作者卫生状况的重要手段和依据。依据检验结果，可以加强药品生产全过程的卫生监控及质量管理，提高药品生产质量。

二、微生物限度检查的内容及要求

根据药品使用要求，药品可划分为两大类：第一类是无菌产品，包括注射剂及其他要求无菌的制剂和原料药；第二类是非无菌产品，包括常用口服制剂与一般外用制剂及其药用原料、辅料和中药提取物、中药饮片，对这部分一般不要求绝对无菌，但必须控制微生物的数量在一定范围内，并保证不含有特定的控制（致病）菌。由于致病菌的范围很广，各国药典都规定了几种常见的致病菌作为指示菌。《中国药典》（2025 年版）四部收载的微生物限度检查内容包括微生物总数检查（需氧菌总数、霉菌和酵母菌总数）及控制菌检查，控制菌检查包括耐胆盐革兰阴性菌、大肠埃希菌、沙门菌、铜绿假单胞菌、金黄色葡萄球菌、梭菌及白色念珠菌的检查，中药饮片还包括耐热菌总数检查。

根据微生物对药品质量及用药安全的影响程度，《中国药典》（2025 年版）规定微生物限度检查的结果要求为：需氧菌总数、霉菌和酵母菌总数不超过规定的限度即可；相关控制菌不得检出。上述检查结果均符合该品种微生物限度检查项目的规定，才能判定该供试品合格，如果其中有任何一项不符合规定，均应判定该供试品不合格。

三、微生物限度检查的检查环境

《中国药典》（2025 年版）四部通则 9203“药品微生物实验室质量管理指导原则”指出：微生物限度检查应在环境洁净度为不低于 D 级背景下的生物安全柜或 B 级洁净区域内进行，检验全过程必须严格遵守无菌操作，防止再污染。单向流空气区域、工作台面及环境均应定期按现行医药工业洁净室（区）悬浮粒子、浮游菌和沉降菌测试方法的国家标准进行洁净室验证。

四、非无菌药品的微生物限度标准

非无菌药品的微生物限度标准是基于药品的给药途径和对患者健康潜在的危害及药品的特殊性而制定的。内容包括：药品生产、贮存、销售过程中的检验，药用原料、辅料及中药提取物的检验，新药标准制定，进口药品标准复核，考察药品质量及仲裁等。除另有规定外，其微生物限度均以本标准为依据。

（1）制剂通则、品种项下要求无菌的及标示无菌的制剂和原辅料应符合无菌检查法规定。

（2）用于手术、严重烧伤、严重创伤的局部给药制剂应符合无菌检查法规定。

(3) 非无菌化学药品制剂、生物制品制剂、不含药材原粉的中药制剂的微生物限度标准见表 2-1。

表 2-1 非无菌化学药品制剂、生物制品制剂、不含药材原粉的中药制剂的微生物限度标准

给药途径	需氧菌总数/(cfu/g、cfu/mL 或 cfu/10 cm^2)	霉菌和酵母菌总数/(cfu/g、cfu/mL 或 cfu/10 cm^2)	控制菌
口服给药制剂① 口服固体制剂 液体及半固体制剂	 10^3 10^2	 10^2 10^1	不得检出大肠埃希菌(1 g 或 1 mL)；含脏器提取物的制剂还不得检出沙门菌(10 g 或 10 mL)
口腔黏膜给药制剂 齿龈给药制剂 鼻用制剂	10^2	10^1	不得检出大肠埃希菌、金黄色葡萄球菌、铜绿假单胞菌(1 g、1 mL 或 10 cm^2)
耳用制剂 皮肤给药制剂	10^2	10^1	不得检出金黄色葡萄球菌、铜绿假单胞菌(1 g 或 1 mL 或 10 cm^2)
呼吸道吸入给药制剂	10^2	10^1	不得检出大肠埃希菌、铜绿假单胞菌、耐胆盐革兰阴性菌(1 g 或 1 mL)
阴道给药制剂 尿道给药制剂	10^2	10^1	不得检出金黄色葡萄球菌、铜绿假单胞菌、白色念珠菌；中药制剂还不得检出梭菌(1 g、1 mL 或 10 cm^2)
直肠给药制剂 固体制剂 液体制剂	 10^3 10^2	 10^2 10^2	不得检出金黄色葡萄球菌、铜绿假单胞菌(1 g 或 1 mL)
其他局部给药制剂	10^2	10^2	不得检出金黄色葡萄球菌、铜绿假单胞菌(1 g、1 mL 或 10 cm^2)

注：①化学药品制剂和生物制品制剂若含有未经提取的动植物来源的成分或矿物质，还不得检出沙门菌(10 g 或 10 mL)。

(4) 非无菌含药材原粉的中药制剂的微生物限度标准见表 2-2。

表 2-2 非无菌含药材原粉的中药制剂的微生物限度标准

给药途径	需氧菌总数/(cfu/g、cfu/mL 或 cfu/10 cm^2)	霉菌和酵母菌总数/(cfu/g、cfu/mL 或 cfu/10 cm^2)	控制菌
固体口服给药制剂 不含豆豉、神曲等发酵原粉 含豆豉、神曲等发酵原粉	 10^4(丸剂 3×10^4) 10^5	 10^2 5×10^2	不得检出大肠埃希菌(1 g)； 不得检出沙门菌(10 g)； 耐胆盐革兰阴性菌应小于 10^2 cfu (1 g)
液体口服给药制剂 不含豆豉、神曲等发酵原粉 含豆豉、神曲等发酵原粉	 5×10^2 10^3	 10^2 10^2	不得检出大肠埃希菌(1 mL)； 不得检出沙门菌(10 mL)； 耐胆盐革兰阴性菌应小于 10 cfu (1 mL)

续表

给药途径	需氧菌总数/(cfu/g、cfu/mL 或 cfu/10 cm^2)	霉菌和酵母菌总数/(cfu/g、cfu/mL 或 cfu/10 cm^2)	控制菌
固体局部给药制剂 用于表皮或黏膜不完整 用于表皮或黏膜完整	 10^3 10^4	 10^2 10^2	不得检出金黄色葡萄球菌、铜绿假单胞菌(1 g 或 10 cm^2)； 阴道、尿道给药制剂还不得检出白色念珠菌、梭菌(1 g 或 10 cm^2)
液体局部给药制剂 用于表皮或黏膜不完整 用于表皮或黏膜完整	 10^2 10^2	 10^2 10^2	不得检出金黄色葡萄球菌、铜绿假单胞菌(1 mL)； 阴道、尿道给药制剂还不得检出白色念珠菌、梭菌(1 mL)

(5) 非无菌药用原料及辅料的微生物限度标准见表 2-3。

表 2-3　非无菌药用原料及辅料的微生物限度标准

类别	需氧菌总数/(cfu/g 或 cfu/mL)	霉菌和酵母菌总数/(cfu/g 或 cfu/mL)	控制菌
药用原料及辅料	10^3	10^2	未作统一规定

(6) 中药提取物及中药饮片的微生物限度标准见表 2-4。

表 2-4　中药提取物及中药饮片的微生物限度标准

给药途径	需氧菌总数/(cfu/g 或 cfu/mL)	霉菌和酵母菌总数/(cfu/g 或 cfu/mL)	控制菌
中药提取物	10^3	10^2	未作统一规定
直接口服或泡服饮片	10^5	10^3	不得检出大肠埃希菌(1 g 或 1 mL)； 不得检出沙门菌(10 g 或 10 mL)； 耐胆盐革兰阴性菌应小于 10^4 cfu(1 g 或 1 mL)

(7) 有兼用途径的制剂应符合各给药途径的标准。

(8) 除中药饮片外，非无菌药品的需氧菌总数、霉菌和酵母菌总数按照《中国药典》(2025 年版)"非无菌产品微生物限度检查：微生物计数法"(通则 1105)检查；非无菌药品的控制菌按照《中国药典》(2025 年版)"非无菌产品微生物限度检查：控制菌检查法"(通则 1106)检查。各品种项下规定的需氧菌总数、霉菌和酵母菌总数标准的解释如下。

① 10^1 cfu：可接受的最大菌数为 20。

② 10^2 cfu：可接受的最大菌数为 200。

③ 10^3 cfu：可接受的最大菌数为 2 000，以此类推。

中药饮片的需氧菌总数、霉菌和酵母菌总数及控制菌检查按照《中国药典》(2025 年版)

“中药饮片微生物限度检查法”(通则 1108)检查;各品种项下规定的需氧菌总数、霉菌和酵母菌总数标准解释如下。

① 10^1 cfu:可接受的最大菌数为 50。

② 10^2 cfu:可接受的最大菌数为 500。

③ 10^3 cfu:可接受的最大菌数为 5 000。

④ 10^4 cfu:可接受的最大菌数为 50 000,以此类推。

(9) 本限度标准所列的控制菌对于控制某些药品的微生物质量可能并不全面,因此对于原料、辅料及某些特定的制剂,根据原辅料及其制剂的特性和用途、制剂的生产工艺等因素,可能还需检查其他具有潜在危害的微生物。

(10) 除了本限度标准所列的控制菌外,药品中若检出其他可能具有潜在危害性的微生物,应从以下方面进行评估。

① 药品的给药途径:给药途径不同,其危害不同。

② 药品的特性:药品是否促进微生物生长,或者药品是否有足够的抑制微生物生长的能力。

③ 药品的使用方法不同。

④ 用药人群:用药人群不同,如新生儿、婴幼儿及体弱者,风险可能不同。

⑤ 患者使用免疫抑制剂和甾体类固醇激素等药品的情况。

⑥ 存在疾病、伤残和器官损伤情况。

⑦ 其他情况。

(11) 当进行上述相关因素的风险评估时,评估人员应经过微生物学和微生物数据分析等方面的专业知识培训。评估原辅料微生物质量时,应考虑相应制剂的生产工艺、现有的检测技术及原辅料符合该标准的必要性。

微生物计数法

非无菌产品微生物总数检查采用微生物计数法。微生物计数法适用于能在有氧条件下生长的嗜温细菌和真菌的计数。计数方法包括平皿法、薄膜过滤法和最可能数法(most-probable-number method, MPN 法)。MPN 法用于微生物计数时精度较差,但对于某些微生物污染量很小的供试品,MPN 法可能是更适合的方法。供试品检查时,应根据供试品理化特性和微生物限度标准等因素选择计数方法,检测的样品量应能保证所获得的试验结果能够判断供试品是否符合规定。所选方法的适用性须经确认,所用培养基应进行适用性检查。

一、试验前准备

(一) 取样

1. 检验量

检验量即一次试验所用的供试品的量(g、mL 或 cm^2)。除另有规定外,检验时应从 2 个以上最小包装单位中抽取供试品,一般供试品检验量为 10 g 或 10 mL,膜剂、贴剂和贴膏剂为 100 cm^2(不得少于 4 片),大蜜丸还不得少于 4 丸。贵重药品、微量包装药品的检验量可以酌减。若供试品处方中每一剂量单位(如片剂、胶囊剂)活性物质含量小于或者等于 1 mg,或者每 1 g 或每 1 mL(制剂)活性物质含量低于 1 mg 时,检验量应不少于 10 个剂量单位或 10 g 或 10 mL 供试品;若样品量有限或为批产量极小(如小于 1 000 mL 或 1 000 g)的活性物质供试品,除另有规定外,其检验量最少为批产量的 1%,检验量更少时需要进行风险评估;批产量少于 200 的供试品,检验量可减少至 2 个单位;批产量少于 100 的供试品,检验量可减少至 1 个单位。

2. 抽样量

由于药品受微生物污染的不均匀性和生物样本的多变性,抽样方法、抽样数量和次数直接影响着微生物限度检查的结果。微生物限度检查的样品一般采用随机抽样法,其抽样量至少应为检验用量的 3 倍。

(二) 无菌室的清洁与消毒

1. 消毒剂

常用 0.2%苯扎溴铵、75%乙醇(制乙醇棉球用)、3%~5%甲酚、5%甲醛、高锰酸钾等溶液。

2. 清洁与消毒方法

用无菌纱布浸渍消毒液清洁无菌室、物流区、缓冲间的地板、传递窗、门把手,以及超净工作台的整个内表面、顶面。清洁消毒程序应从上到下,由内向外,从高洁净区到低洁净区,逐步向外退出洁净区域。开启无菌空气过滤器及紫外灯杀菌 1~2 h,以杀灭存留微生物。

(三) 试验物品的准备

1. 设备

无菌室、超净工作台、恒温培养箱或生化培养箱、匀浆仪、恒温水溶箱、电热干燥箱、冰箱、高压蒸汽灭菌器、菌落计数器、天平(感量 0.1 g)。

2. 器材

无菌衣、裤、帽、口罩;橡皮乳头、称量纸及不锈钢药匙、酒精灯、乙醇棉球、乳胶手套、试管架、火柴、记号笔;锥形瓶、研钵(直径 10~12 cm)、量筒、试管及塞子、刻度吸管(1 mL、10 mL)、培养皿、玻璃或搪瓷消毒缸(带盖)。玻璃器皿均于 160 ℃干热灭菌 2 h 备用。

3. 培养基

微生物计数法用的培养基主要为胰酪大豆胨琼脂培养基或胰酪大豆胨液体培养基及沙氏葡萄糖琼脂培养基。

4. 稀释液

pH 7.0 无菌氯化钠-蛋白胨缓冲液、pH 6.8 磷酸盐缓冲液、pH 7.2 磷酸盐缓冲液、pH 7.6 磷酸盐缓冲液、胰酪大豆胨液体培养基或 0.9%氯化钠溶液。

培养基与稀释液制备好后均需采用验证合格的灭菌程序灭菌后备用。

将供试品及所有已灭菌的试验物品在试验前移至无菌室的传递窗内,开启传递窗的紫外灯进行容器外表面消毒灭菌。要准备足够用量,操作中严禁出入无菌室。

二、计数培养基适用性检查

微生物计数所使用的成品培养基、由脱水培养基或按培养基处方配制的培养基均应进行适用性检查。

1. 菌种及菌液制备

要求所用的菌株传代次数不得超过 5 代(从菌种保存中心获得的冷冻干燥菌种为第 0 代),并采用适宜的菌种保藏技术,以保证试验菌株的生物学特性。

(1) 菌种:计数培养基适用性检查和计数方法适用性试验用菌株包括以下 5 种。①铜绿假单胞菌(*Pseudomonas aeruginosa*)〔CMCC(B)10104〕;②金黄色葡萄球菌(*Staphylococcus aureus*)〔CMCC(B)26003〕;③枯草芽孢杆菌(*Bacillus subtilis*)〔CMCC(B)63501〕;④白色念珠菌(*Candida albicans*)〔CMCC(F)98001〕;⑤黑曲霉(*Aspergillus niger*)〔CMCC(F)98003〕。

(2) 菌液制备:接种金黄色葡萄球菌、铜绿假单胞菌、枯草芽孢杆菌的新鲜培养物至胰酪大豆胨琼脂培养基或胰酪大豆胨液体培养基中,在 30～35 ℃条件下培养 18～24 h;接种白色念珠菌的新鲜培养物至沙氏葡萄糖琼脂培养基或沙氏葡萄糖液体培养基中,在 20～25 ℃条件下培养 2～3 d;接种黑曲霉的新鲜培养物至沙氏葡萄糖琼脂培养基或马铃薯葡萄糖琼脂培养基中,在 20～25 ℃条件下培养 5～7 d 或直到获得丰富的孢子。取金黄色葡萄球菌、铜绿假单胞菌、枯草芽孢杆菌、白色念珠菌的新鲜培养物,用 pH 7.0 无菌氯化钠-蛋白胨缓冲液或 0.9%无菌氯化钠溶液制成适宜浓度的菌悬液。取黑曲霉的新鲜培养物加入 3～5 mL 含 0.05%(mL/mL)聚山梨酯 80 的 pH 7.0 无菌氯化钠-蛋白胨缓冲液或 0.9%无菌氯化钠溶液,将孢子洗脱。然后采用适宜的方法吸出孢子悬液至无菌试管内,用含 0.05%(mL/mL)聚山梨酯 80 的 pH 7.0 无菌氯化钠-蛋白胨缓冲液或 0.9%无菌氯化钠溶液制成适宜浓度的黑曲霉孢子悬液。菌液制备后若在室温下放置,应在 2 h 内使用;若保存在 2～8 ℃,可在 2～4 h 内使用。黑曲霉孢子悬液可保存在 2～8 ℃,在验证过的贮存期内使用。

2. 阴性对照试验

为确认试验条件是否符合要求,应进行阴性对照试验,阴性对照试验应无菌生长。如阴性对照试验有菌生长,应进行偏差调查。

3. 培养基适用性检查

分别接种不大于 100 cfu 的金黄色葡萄球菌、铜绿假单胞菌、枯草芽孢杆菌的菌液至胰酪大豆胨液体培养基管和无菌平皿中,平皿中立即倾注胰酪大豆胨琼脂培养基,混匀,凝固,置于 30～35 ℃条件下培养不超过 3 d,每株试验菌平行制备 2 管或 2 个平皿;分别接种不大于 100 cfu 的白色念珠菌、黑曲霉至无菌平皿中,立即倾注胰酪大豆胨琼脂培养基和沙氏葡萄糖琼脂培养基,分别置于 30～35 ℃与 20～25 ℃条件下培养不超过 5 d,每株试验菌、每种培养基均平行制备 2 个平皿。同时,用相应的对照培养基替代被检培养基进行上述试验。

被检固体培养基上的菌落平均数与对照培养基上的菌落平均数的比值应在 0.5～2,且菌落形态大小应与对照培养基上的菌落一致;被检液体培养基管与对照培养基管比较,试验菌应生长良好。

三、供试品计数方法适用性试验

供试品的微生物计数方法应进行方法适用性试验,以确认所采用方法适合于产品的微生物计数。当检验程序或产品发生变化可能影响检验结果时,计数方法应重新进行适用性试验。计数方法适用性试验采用的是微生物回收试验法。

1. 供试液的制备

根据供试品的理化特性与生物学特性，采取适宜的方法制备供试液。对所采用的稀释剂、乳化剂、分散剂、中和剂及其用量，应证明其相容性、有效性及对微生物的毒性。供试液制备需用水浴加温时，温度不应超过 45 ℃，时间不得超过 30 min。供试液从制备至加入检验用培养基不得超过 1 h。

常用的供试液制备方法如下。如果下列供试液制备方法经确认均不适用，应建立其他适宜的方法。

(1) 水溶性供试品：取供试品，用 pH 7.0 的无菌氯化钠-蛋白胨缓冲液，或 pH 7.2 的磷酸盐缓冲液，或胰酪大豆胨液体培养基溶解或稀释制成 1∶10 的供试液。若需要，调节供试液 pH 至 6.0～8.0。必要时，用同一稀释液将供试液进一步 10 倍系列稀释。水溶性液体制剂也可用混合的供试品原液作为供试液。

(2) 水不溶性非油脂类供试品：取供试品，用 pH 7.0 的无菌氯化钠-蛋白胨缓冲液，或 pH 7.2 的磷酸盐缓冲液，或胰酪大豆胨液体培养基溶解或稀释制成 1∶10 的供试液。对分散力较差的供试品，可在稀释液中加入表面活性剂如 0.1%的聚山梨酯 80，使供试品分散均匀。若需要，调节供试液 pH 至 6.0～8.0。用同一稀释液将供试液进一步 10 倍系列稀释。

(3) 油脂类供试品：取供试品，加入无菌十四烷酸异丙酯使溶解，或与最少量就能使供试品乳化的无菌聚山梨酯 80 或其他无抑菌性的无菌表面活性剂充分混匀。表面活性剂的温度一般不超过 40 ℃(特殊情况下最多不超过 45 ℃)，小心混合，若需要可在水浴中进行，然后加入预热的稀释液制成 1∶10 的供试液，保温，混合，并在最短时间内形成乳状液。必要时，用稀释液或含上述表面活性剂的稀释液进一步 10 倍系列稀释。

(4) 膜剂供试品：取供试品，剪碎，加 pH 7.0 无菌氯化钠-蛋白胨缓冲液或 pH 7.2 磷酸盐缓冲液，或胰酪大豆胨液体培养基浸泡，振摇，制成 1∶10 的供试液。若需要，调节供试液 pH 至 6.0～8.0。必要时，用同一稀释液将供试液进一步 10 倍系列稀释。

(5) 肠溶及结肠溶制剂供试品：取供试品，加入 pH 6.8 无菌磷酸盐缓冲液(用于肠溶制剂)或 pH 7.6 无菌磷酸盐缓冲液(用于结肠溶制剂)，置 45 ℃水浴中，振摇，使溶解，制成 1∶10 的供试液。必要时，用同一稀释液将供试液进一步 10 倍系列稀释。

(6) 气雾剂、喷雾剂供试品：取供试品，置－20 ℃或其他适宜温度下冷冻约 1 h，取出，迅速消毒供试品开启部位或阀门，正置容器，用无菌钢锥或针样设备在与阀门结构相匹配的适宜位置钻一小孔，供试品各容器的钻孔大小和深度应尽量保持一致，拔出钢锥或针样设备时应无明显抛射剂抛出，轻轻转动容器，使抛射剂缓缓全部释出。亦可采用专用设备释放抛射剂。释放抛射剂后再无菌开启容器，并将供试品转移至无菌容器中混合，必要时用冲洗液冲洗容器内壁。供试品亦可采用其他适宜的方法取出。然后取样检查。

(7) 贴剂、贴膏剂供试品：取供试品，去掉防粘层，将粘贴面朝上放置在无菌玻璃或塑料器皿上，在粘贴面上覆盖一层适宜的无菌多孔材料(如无菌纱布)，避免供试品粘贴在一起。将处理好的供试品放入盛有适宜体积并含有表面活性剂(如聚山梨酯 80 或卵磷脂)稀释液的容器中，振荡至少 30 min。必要时，用同一稀释液将供试液进一步 10 倍系列稀释。

2. 接种和稀释

为确保供试品中的微生物能被充分检出，首先应选择最低稀释级的供试液按下列要求接种和稀释，制备微生物回收试验用供试液。所加菌液的体积不超过供试液体积的 1%，所用试验菌菌种及菌液制备同“计数培养基适用性检查”。

（1）试验组：取上述制好的供试液，加入试验菌液，混匀，使每 1 mL 供试液或每张滤膜所滤过的供试液中含菌量不大于 100 cfu。

（2）供试品对照组：取制好的供试液，以稀释液代替菌液同试验组操作。

（3）菌液对照组：取不含中和剂及灭活剂的相应稀释液替代供试液，按试验组操作加入试验菌液并进行微生物回收试验。若供试品抗菌活性或溶解性较差导致无法选择最低稀释的供试液进行方法适用性试验，应采用适宜的方法对供试液进行进一步的处理。如供试品对微生物生长的抑制作用无法以其他方法消除，供试液可经过中和、稀释或薄膜过滤处理后再加入试验菌液进行方法适用性试验。

3. 供试品微生物的回收

供试液接种后，按规定的方法进行微生物计数。微生物的回收可采用平皿法、薄膜过滤法或 MPN 法，各试验应逐一进行回收试验。

（1）平皿法：平皿法包括倾注法和涂布法。每株试验菌、每种培养基至少制备 2 个平皿，以算术均值作为计数结果。

① 倾注法：取按要求制备好的供试液 1 mL，置直径 90 mm 的无菌平皿中，立即倾注 15～20 mL 温度不超过 45 ℃熔化的胰酪大豆胨琼脂培养基（每株试验菌至少制备 2 个平板）或沙氏葡萄糖琼脂培养基（白色念珠菌、黑曲霉各制备 2 个平板），混匀，凝固，若使用直径较大的平板，培养基用量也应相应增加。含金黄色葡萄球菌、铜绿假单胞菌、枯草芽孢杆菌的平板倒置，在 30～35 ℃条件下培养不超过 3 d；含白色念珠菌、黑曲霉的平板倒置，在 20～25 ℃条件下培养不超过 5 d，计数。同法测定供试品对照组及菌液对照组菌数。计算各试验组的平均菌数。

② 涂布法：取 15～20 mL 温度不超过 45 ℃熔化的胰酪大豆胨琼脂培养基或沙氏葡萄糖琼脂培养基，注入直径 90 mm 的无菌平皿中，凝固，制成平板，采用适宜的方法使培养基表面干燥，若使用直径较大的平皿，培养基用量也应相应增加。每一平板表面接种不少于 0.1 mL 的供试液。按与“倾注法”相同条件培养、计数。同法测定供试品对照组及菌液对照组菌数。计算各试验组的平均菌数。

（2）薄膜过滤法：薄膜过滤法所采用的滤膜孔径应不大于 0.45 μm，直径一般为 50 mm，若采用其他直径的滤膜，冲洗量应进行相应的调整。供试品及溶剂应不影响滤膜材质对微生物的截留。滤器及滤膜使用前应采用适宜方法灭菌。使用时，应保证滤膜在过滤前后的完整性。水溶性供试液过滤前先将少量的冲洗液过滤以润湿滤膜。油类供试品的滤膜和滤器在使用前应充分干燥。为发挥滤膜的最大过滤效率，应注意保持供试液及冲洗液覆盖整个滤膜表面。供试液经薄膜过滤后，若需要用冲洗液冲洗滤膜，每张滤膜每次冲洗量不超过 100 mL，总冲洗量一般不得超过 500 mL，最多不得超过 1 000 mL，以避免滤膜上的微生物受损伤。

取供试液适量（一般取相当于每张滤膜含 1 g、1 mL 或 10 cm^2 供试品的供试液，若供试品含菌数较多，供试液可酌情减量），加至适量的稀释剂中，混匀，过滤。用适量的冲洗液冲洗滤膜。冲洗后取出滤膜，菌面朝上贴于胰酪大豆胨琼脂培养基平板（需氧菌总数）或沙氏葡萄糖琼脂培养基平板（霉菌和酵母菌总数）上培养。每种培养基至少制备 1 张滤膜。同时测定供试品对照组及菌液对照组菌数。计算各试验组的平均菌数。

(3) MPN 法:MPN 法的精密度和准确度不及薄膜过滤法和平皿法,仅在供试品需氧菌总数没有适宜计数方法的情况下使用,本法不适用于霉菌计数。

取至少 3 个连续稀释级的供试液,每一稀释级取 3 份,每份 1 mL,分别接种至 3 管 9~10 mL 的胰酪大豆胨液体培养基中,同法测定菌液对照组菌数。必要时可在培养基中加入表面活性剂、中和剂或灭活剂。接种管置于 30~35 ℃条件下培养不超过 3 d,逐日观察各管微生物生长情况。如果出于供试品的原因结果难以判断,可将该管培养物转种至胰酪大豆胨液体培养基或胰酪大豆胨琼脂培养基中,在相同条件下培养 1~2 d,观察是否有微生物生长。根据微生物生长的管数从表 2-5 查被测供试品 1 g(或 1 mL、10 cm^2)中需氧菌总数的最可能数。

表 2-5　微生物最可能数检索表

生长管数			需氧菌总数的最可能数/g^{-1}(或 mL^{-1}、10 cm^{-2})	95%置信限	
每管含样品数/g(或 mL、10 cm^2)				下限	上限
0.1	0.01	0.001			
0	0	0	<3	0	9.4
0	0	1	3	0.1	9.5
0	1	0	3	0.1	10
0	1	1	6.1	1.2	17
0	2	0	6.2	1.2	17
0	3	0	9.4	3.5	35
1	0	0	3.6	0.2	17
1	0	1	7.2	1.2	17
1	0	2	11	4	35
1	1	0	7.4	1.3	20
1	1	1	11	4	35
1	2	0	11	4	35
1	2	1	15	5	38
1	3	0	16	5	38
2	0	0	9.2	1.5	35
2	0	1	14	4	35
2	0	2	20	5	38
2	1	0	15	4	38
2	1	1	20	5	38
2	1	2	27	9	94
2	2	0	21	5	40
2	2	1	28	9	94

续表

生长管数			需氧菌总数的最可能数/g^{-1}（或 mL^{-1}、10 cm^{-2}）	95%置信限	
每管含样品数/g（或 mL、10 cm^2）				下限	上限
0.1	0.01	0.001			
2	2	2	35	9	94
2	3	0	29	9	94
2	3	1	36	9	94
3	0	0	23	5	94
3	0	1	38	9	104
3	0	2	64	16	181
3	1	0	43	9	181
3	1	1	75	17	199
3	1	2	120	30	360
3	1	3	160	30	380
3	2	0	93	18	360
3	2	1	150	30	380
3	2	2	210	30	400
3	2	3	290	90	990
3	3	0	240	40	990
3	3	1	460	90	1 980
3	3	2	1 100	200	4 000
3	3	3	>1 100		

注：表内所列检验量如改用 1 g（或 mL、10 cm^2）、0.1 g（或 mL、10 cm^2）和 0.01 g（或 mL、10 cm^2），表内数字应相应降低 10 倍；如改用 0.01 g（或 mL、10 cm^2）、0.001 g（或 mL、10 cm^2）和 0.000 1 g（或 mL、10 cm^2），表内数字应相应增加 10 倍，其余类推。

4. 抑菌活性的去除或灭活

供试液按上述"供试品微生物的回收"规定的方法进行微生物计数后，若试验组菌落数减去供试品对照组菌落数的值小于菌液对照组菌落数值的 50%，采用下述方法消除供试品的抑菌活性：①增加稀释液或培养基体积；②加入适宜的中和剂或灭活剂（表 2－6）；③采用薄膜过滤法；④上述几种方法的联合使用。

表 2－6　常见干扰物的中和剂或灭菌方法

干扰物	可选用的中和剂或灭菌方法
戊二醛、汞制剂	亚硫酸氢钠
酚类、乙醇、醛类、吸附物	稀释法
醛类	甘氨酸

续表

干扰物	可选用的中和剂或灭菌方法
季铵化合物、对羟基苯甲酸、双胍类化合物	卵磷脂
季铵化合物、碘、对羟基苯甲酸	聚山梨酯
水银	巯基醋酸盐
水银、汞化物、醛类	硫代硫酸盐
EDTA、喹诺酮类抗生素	镁或钙离子
磺胺类	对氨基苯甲酸

注:中和剂或灭活剂最好在稀释液或培养基灭菌前加入。若使用中和剂或灭活剂,试验中应设中和剂或灭活剂对照组,即取相应量含中和剂或灭活剂的稀释液替代供试品同试验组操作,以确认其有效性和对微生物无毒性。中和剂或灭活剂对照组菌落数与菌液对照组菌落数的比值应在0.5～2。

若没有适宜消除供试品抑菌活性的方法,对特定试验菌回收失败,表明供试品对该试验菌具有较强抗菌活性,同时也表明供试品不易被该类微生物污染。但供试品也可能仅对特定试验菌株具有抑制作用,而对其他菌株没有抑制作用。因此,根据供试品须符合的微生物限度标准和菌数报告规则,在不影响检验结果判断的前提下,应采用能使微生物生长的更高稀释级供试液进行计数方法适用性试验。若方法适用性试验符合要求,应以该稀释级供试液作为最低稀释级的供试液进行供试品检查。

5. 结果判断

计数方法适用性试验中,采用平皿法或薄膜过滤法时,试验组菌落数减去供试品对照组菌落数的值与菌液对照组菌落数的比值应在0.5～2;采用MPN法时,试验组菌数应在菌液对照组菌数的95%置信限内。若各试验菌的回收试验均符合要求,按照所用的供试液制备方法及计数方法进行该供试品的需氧菌总数、霉菌和酵母菌总数计数。方法适用性确认时,若采用上述方法还存在一株或多株试验菌的回收达不到要求,则选择回收最接近要求的方法和试验条件进行供试品的检查。

四、供试品的检查

按计数方法适用性试验确认的计数方法进行供试品中需氧菌总数、霉菌和酵母菌总数的测定。胰酪大豆胨琼脂培养基或胰酪大豆胨液体培养基用于测定需氧菌总数;沙氏葡萄糖琼脂培养基用于测定霉菌和酵母菌总数。

以稀释液代替供试液进行阴性对照试验,阴性对照试验应无菌生长。如阴性对照试验有菌生长,应进行偏差调查。

1. 平皿法

平皿法包括倾注法和涂布法。除另有规定外,取规定量供试品,按方法适用性试验确认的方法进行供试液制备和菌数测定,每稀释级、每种培养基至少制备2个平板。

培养和计数:除另有规定外,胰酪大豆胨琼脂培养基平板在30～35℃培养箱中培养3～5 d,沙氏葡萄糖琼脂培养基平板在20～25℃培养箱中培养5～7 d,观察菌落生长情况,点计平板上生长的所有菌落数,计数并报告。菌落蔓延生长成片的平板不宜计数。点计菌落数后,计算各稀释级供试液的平均菌落数,按菌数报告规则报告。若同稀释级2个平板的菌落数平均值不小于15，则2个平板的菌落数不能相差1倍或以上。

菌数报告规则：需氧菌总数测定宜选取平均菌落数小于250 cfu的稀释级，霉菌和酵母菌总数测定宜选取平均菌落数小于50 cfu的稀释级，作为菌数报告的依据。若各稀释级平均菌落数均符合报告依据，则取最高平均菌落数所在的稀释级作为报告依据，计算1 g(或1 mL、10 cm^2)供试品中所含的微生物数，取两位有效数字报告。如各稀释级的平板均无菌落生长，或仅最低稀释级的平板有菌落生长，但平均菌落数小于1，则以"<1×最低稀释倍数"的值报告菌数。

2. 薄膜过滤法

除另有规定外，按计数方法适用性试验确认的方法进行供试液制备。取相当于1 g(或1 mL、10 cm^2)供试品的供试液，若供试品所含的菌数较多，可取适宜稀释级的供试液，按照方法适用性试验确认的方法加至适量稀释液中，立即过滤，冲洗，冲洗后取出滤膜，菌面朝上贴于胰酪大豆胨琼脂培养基或沙氏葡萄糖琼脂培养基上培养。

培养和计数：培养条件和计数方法同平皿法，每张滤膜上的菌落数应不超过100 cfu。

菌数报告规则：以相当于1 g(或1 mL、10 cm^2)供试品的菌落数报告菌数；若滤膜上无菌落生长，则以"<1"报告菌数[每张滤膜过滤1 g(或1 mL、10 cm^2)供试品]，或以"<1×最低稀释倍数"的值报告菌数。

3. MPN法

取规定量供试品，按方法适用性试验确认的方法进行供试液制备和供试品接种，所有试验管在30～35℃条件下培养3～5 d，如果需要确认是否有微生物生长，按方法适用性试验确认的方法进行。记录每一稀释级微生物生长的管数，从表2-5中查每1 g(或1 mL、10 cm^2)供试品中需氧菌总数的最可能数。

五、结果判断

需氧菌总数是指胰酪大豆胨琼脂培养基上生长的菌落数(包括真菌菌落数)；霉菌和酵母菌总数是指沙氏葡萄糖琼脂培养基上生长的菌落数(包括细菌菌落数)。若因沙氏葡萄糖琼脂培养基上生长的细菌使霉菌和酵母菌的计数结果不符合微生物限度要求，可使用含抗生素(如氯霉素、庆大霉素)的沙氏葡萄糖琼脂培养基或其他选择性培养基如玫瑰红钠琼脂培养基进行霉菌和酵母菌总数测定。使用选择性培养基时，应进行培养基适用性检查。若采用MPN法，测定结果为需氧菌总数。

若供试品的需氧菌总数、霉菌和酵母菌总数的检查结果均符合该品种项下的规定，判供试品符合规定；若其中任何一项不符合该品种项下的规定，判供试品不符合规定。

六、注意事项

(1) 药品在检验前，应贮存在《中国药典》(2025年版)规定的条件下，应保持包装的完好，不得开启最小独立包装，防止微生物污染，影响检验结果。检验中使用的所有培养基必须灭菌，且进行适用性检查。

(2) 供试品检验全过程必须符合无菌操作技术的要求，所有与供试品或培养基接触的器具均应为灭菌器具。

(3) 供试品溶液从制备至加入检验用培养基不得超过1 h，否则可能导致微生物繁殖或死亡而影响计数结果。供试品溶液的配制过程应当按照《中国药典》(2025年版)的规定,选择合适的稀释级别。供试品稀释时及注入平皿前应充分混合均匀,以免造成试验误差。

(4) 供试品检查时如果使用了表面活性剂、中和剂或灭菌剂,应证明其有效性及对微生物的生长和存活无影响。

控制菌检查法

控制菌检查法用于在规定的试验条件下,检查供试品中是否存在特定的微生物。控制菌检查包括耐胆盐革兰阴性菌、大肠埃希菌、沙门菌、铜绿假单胞菌、金黄色葡萄球菌、梭菌、白色念珠菌的检查。

供试品检出控制菌或其他致病菌时,以一次检出结果为准,不再复试。供试液制备及试验环境要求同"微生物计数法"。所用培养基及检查方法均须进行适用性检查,以确认检查方法适合供试品的控制菌检查。

如果供试品具有抑菌活性,应尽可能消除。消除供试品抑菌活性的方法可参考"微生物计数法"中的相关方法。

一、控制菌检查用培养基适用性检查

控制菌检查用培养基包括商品化预制培养基、由脱水培养基或按培养基处方配制的培养基,每批均应进行培养基的适用性检查,检查项目包括培养基的促生长、抑制能力和指示特性。

1. 菌种

对试验菌种的要求同计数培养基适用性检查。

(1) 金黄色葡萄球菌(*Staphylococcus aureus*)〔CMCC(B)26003〕。

(2) 铜绿假单胞菌(*Pseudomonas aeruginosa*)〔CMCC(B)10104〕。

(3) 大肠埃希菌(*Escherichia coli*)〔CMCC(B)44102〕。

(4) 乙型副伤寒沙门菌(*Salmonella paratyphi B*)〔CMCC(B)50094〕。

(5) 白色念珠菌(*Candida albicans*)〔CMCC(F)98001〕。

(6) 生孢梭菌(*Clostridium sporogenes*)〔CMCC(B)64941〕。

2. 菌液制备

将金黄色葡萄球菌、铜绿假单胞菌、大肠埃希菌、乙型副伤寒沙门菌接种至胰酪大豆胨液体培养基中或胰酪大豆胨琼脂培养基上,在30~35 ℃条件下培养18~24 h;将白色念珠菌接种至沙氏葡萄糖琼脂培养基上或沙氏葡萄糖液体培养基中,在20~25 ℃条件下培养2~3 d;将生孢梭菌接种至梭菌增菌培养基中,置厌氧条件下于30~35 ℃培养24~48 h,或接种于硫乙醇酸盐流体培养基中,于30~35 ℃条件下培养18~24 h。上述培养物用pH 7.0无菌氯化钠-蛋白胨缓冲液或0.9%无菌氯化钠溶液制成适宜浓度的菌悬液。

菌悬液若在室温下放置,应在2 h内使用;若保存在2~8 ℃,可在24 h内使用。生孢梭菌孢子悬液可替代新鲜的菌悬液,孢子悬液可保存在2~8 ℃,在验证过的贮存期内使用。

3. 阴性对照试验

为确认试验条件是否符合要求,应进行阴性对照试验,阴性对照试验应无菌生长。如阴

性对照试验有菌生长，应进行偏差调查。

4. 培养基适用性检查

控制菌检查用培养基的适用性检查所用的菌株及检测项目见表 2-7。

表 2-7　控制菌检查用培养基的促生长能力、抑制能力和指示特性

控制菌	培养基	特性	试验菌株
耐胆盐革兰阴性菌	肠道菌增菌液体培养基	促生长能力	大肠埃希菌、铜绿假单胞菌
		抑制能力	金黄色葡萄球菌
	紫红胆盐葡萄糖琼脂培养基	促生长能力+指示特性	大肠埃希菌、铜绿假单胞菌
大肠埃希菌	麦康凯液体培养基	促生长能力	大肠埃希菌
		抑制能力	金黄色葡萄球菌
	麦康凯琼脂培养基	促生长能力+指示特性	大肠埃希菌
沙门菌	RV 沙门菌增菌液体培养基	促生长能力	乙型副伤寒沙门菌
		抑制能力	金黄色葡萄球菌
	木糖赖氨酸脱氧胆酸盐琼脂培养基	促生长能力+指示特性	乙型副伤寒沙门菌
	三糖铁琼脂培养基	指示能力	乙型副伤寒沙门菌
铜绿假单胞菌	溴化十六烷基三甲铵琼脂培养基	促生长能力	铜绿假单胞菌
		抑制能力	大肠埃希菌
金黄色葡萄球菌	甘露醇氯化钠琼脂培养基	促生长能力+指示特性	金黄色葡萄球菌
		抑制能力	大肠埃希菌
梭菌	梭菌增菌培养基	促生长能力	生孢梭菌
	哥伦比亚琼脂培养基	促生长能力	生孢梭菌
白色念珠菌	沙氏葡萄糖液体培养基	促生长能力	白色念珠菌
	沙氏葡萄糖琼脂培养基	促生长能力+指示特性	白色念珠菌
	念珠菌显色培养基	促生长能力+指示能力	白色念珠菌
		抑制能力	大肠埃希菌

（1）液体培养基促生长能力检查：分别接种不大于 100 cfu 的试验菌(表 2-7)于被检培养基和对照培养基中，在相应控制菌检查规定的培养温度及最短培养时间下培养。与对照培养基管比较，被检培养基管试验菌应生长良好。

(2) 固体培养基促生长能力检查：分别接种不大于 100 cfu 的试验菌(表 2-7)，采用涂布法接种于被检培养基和对照培养基平板上，在相应控制菌检查规定的培养温度及最短培养时间下培养。被检培养基与对照培养基上生长的菌落大小、形态特征应一致。

(3) 培养基抑制能力检查：接种不少于 100 cfu 的试验菌(表 2-7)于被检培养基中，在相应控制菌检查规定的培养温度及最长时间下培养，试验菌应不得生长。

(4) 培养基指示特性检查：分别接种不大于 100 cfu 的试验菌(表 2-7)，采用涂布法接种于被检培养基和对照培养基平板上，在相应控制菌检查规定的培养温度及时间下培养。被检培养基上试验菌生长的菌落大小、形态特征、指示剂反应情况等应与对照培养基一致。

二、控制菌检查方法适用性试验

当建立产品的微生物限度检查法时，应进行控制菌检查方法的验证，以确认所采用的方法适合于该产品的控制菌检查。当产品的组分或原检验条件发生改变可能影响检验结果时，检查方法应重新验证。验证试验按供试液的制备和控制菌检查法的规定及下列要求进行。

1. 供试液的制备

按下文“四、供试品检查”中的规定制备供试液。

2. 试验菌及菌液制备

根据各品种项下微生物限度标准中规定检查的控制菌选择相应试验菌株，确认耐胆盐革兰阴性菌检查方法时，采用大肠埃希菌和铜绿假单胞菌为试验菌。菌液的制备同“控制菌检查用培养基适用性检查”。

3. 适用性试验方法

按控制菌检查法取规定量供试液及不大于 100 cfu 的试验菌接入规定的培养基中；采用薄膜过滤法时，取规定量供试液，过滤，冲洗，在最后一次冲洗液中加入试验菌，过滤后注入规定的培养基或取出滤膜接入规定的培养基中。依相应的控制菌检查方法，在规定的温度和最短时间内培养，应能检出所加试验菌相应的反应特征。

4. 结果判断

上述试验若检出试验菌，按此供试液制备法和控制菌检查法进行供试品检查；若试验组未检出试验菌，应采用适宜方法(如培养基稀释法、薄膜过滤法、中和法等)消除供试品的抑菌活性，并重新进行适用性试验。如果经过试验确证供试品对试验菌的抗菌作用无法消除，可认为受抑制的微生物不易存在于该供试品中，选择抑菌成分消除相对彻底的方法进行供试品的检查。

三、对照试验

控制菌检查项目须做阴性对照试验和阳性对照试验。阴性对照试验呈阴性、阳性对照试验呈阳性是保证控制菌检查试验有效的前提条件，有一项不符合要求，则试验无效。

1. 阴性对照试验

阴性对照试验是用稀释剂代替供试液，其他完全按照与相应控制菌检查法相同的操作进行检查。阴性对照试验的主要目的是检验操作环境、试验物品、操作技术是否符合无菌要求，所以阴性对照试验的结果应是无菌生长。如有菌生长，应进行偏差调查。

2. 阳性对照试验

阳性对照试验的方法同供试品的控制菌检查，对照菌加量不大于 100 cfu。阳性对照试验的主要目的是检查供试品是否有抑菌作用及检查条件是否适宜。阳性对照试验应检出相应的控制菌。需要注意的是，阳性对照菌液的制备、计数等操作不能在检测供试品的无菌室或超净工作台上进行，必须在单独的阳性接种间操作，以免污染供试品及操作环境，也保护操作人员的安全。如有条件，可选择在生物安全柜内操作。

四、供试品检查

1. 耐胆盐革兰阴性菌

耐胆盐革兰阴性菌是指在胆汁酸中可以存活并繁殖的微生物，主要包含弧菌科、肠杆菌科（来源于人畜粪便）、假单胞菌属（存在于土壤、水、空气及人体皮肤、肠道、呼吸道）、气单胞菌属（来源于土壤及人类粪便）、革兰阴性小杆菌属。大肠菌群是指在 37 ℃条件下生长时能发酵乳糖，24 h 内能产酸产气的革兰阴性、氧化酶阴性、需氧或兼性厌氧的无芽孢杆菌，是耐胆盐革兰阴性杆菌中的一小部分菌，主要包括埃希菌属、肠杆菌属、枸橼酸菌属及克雷伯菌属，均来自人及温血动物的肠道。耐胆盐革兰阴性菌检查法在检出率和准确率上均比大肠菌群检查法高，检测的菌种范围更广，试验结果易于判断，并与国外药典接轨。

（1）供试液制备及预培养：取供试品，用胰酪大豆胨液体培养基作为稀释剂制成 1∶10 的供试液（供试液的制备方法参照“微生物计数法”），混匀，在 20～25 ℃条件下培养，培养时间应使供试品中的细菌充分恢复但不增殖（约 2 h）。同时做阴性对照试验和阳性对照试验。

（2）定性试验：除另有规定外，取相当于 1 g 或 1 mL 供试品的上述预培养物接种至适宜体积（经方法适用性试验确定）肠道菌增菌液体培养基中，在 30～35 ℃条件下培养 24～48 h 后，划线接种于紫红胆盐葡萄糖琼脂培养基平板上，在 30～35 ℃条件下培养 18～24 h。如平板上无菌落生长，判供试品未检出耐胆盐革兰阴性菌。

（3）定量试验：

① 选择和分离培养：取相当于 0.1 g、0.01 g、0.001 g（或 0.1 mL、0.01 mL、0.001 mL）供试品的预培养物或其稀释液，分别接种至适宜体积（经方法适用性试验确定）肠道菌增菌液体培养基中，在 30～35 ℃条件下培养 24～48 h。上述每一培养物分别划线接种于紫红胆盐葡萄糖琼脂培养基平板上，在 30～35 ℃条件下培养 18～24 h。

② 结果判断：若紫红胆盐葡萄糖琼脂培养基平板上有菌落生长，则对应培养管为阳性，否则则为阴性。根据各培养管检查结果，从表 2－8 中查 1 g（或 1 mL）供试品中含有耐胆盐革兰阴性菌的可能菌数。

表 2－8　耐胆盐革兰阴性菌的可能菌数（N）

各供试品的检查结果			每 1 g（或 1 mL）供试品中的可能菌数/cfu
0.1 g（或 0.1 mL）	0.01 g（或 0.01 mL）	0.001 g（或 0.001 mL）	
+	+	+	$N>10^3$

续表

各供试品的检查结果			每 1 g(或 1 mL)供试品中的可能菌数/cfu
0.1 g(或 0.1 mL)	0.01 g(或 0.01 mL)	0.001 g(或 0.001 mL)	
+	+	−	$10^2<N<10^3$
+	−	−	$10^1<N<10^2$
−	−	−	$N<10^1$

注:1. +代表紫红胆盐葡萄糖琼脂平板上有菌落生长;−代表紫红胆盐葡萄糖琼脂平板上无菌落生长。
2. 若供试品量减少 10 倍,如 0.01 g、0.001 g、0.000 1 g(或 0.01 mL、0.001 mL、0.000 1 mL),则每 1 g(或 1 mL)供试品中的可能菌数(N)应相应增加 10 倍。

2. 大肠埃希菌

大肠埃希菌是肠杆菌科埃希菌属细菌,部分菌株可感染人和动物,引起腹泻、化脓或败血症。本菌随粪便排出体外,可直接或间接污染药物及药品生产的各个环节。因此,大肠埃希菌被列为粪便污染指示菌,是非无菌口服药品的常规必检项目。口腔黏膜给药制剂、齿龈给药制剂、眼部给药制剂、鼻用制剂及呼吸道吸入给药制剂也不得检出大肠埃希菌。

(1) 供试液制备及增菌培养:取供试品,参照"微生物计数法"制成 1∶10 的供试液,取相当于 1 g(或 1 mL)供试品的供试液,接种至适宜体积(经方法适用性试验确定)的胰酪大豆胨液体培养基中,混匀,在 30～35 ℃条件下培养 18～24 h。

(2) 选择和分离培养:取上述预培养物 1 mL 接种至 100 mL 麦康凯液体培养基中,在 42～44 ℃条件下培养 24～48 h。取麦康凯液体培养物划线接种于麦康凯琼脂培养基平板上,在 30～35 ℃条件下培养 18～72 h。

(3) 结果判断:如麦康凯琼脂培养基平板上有菌落生长,应进行分离、纯化及适宜的鉴定试验,确证是否为大肠埃希菌;若麦康凯琼脂培养基平板上没有菌落生长,或有菌落生长但鉴定结果为阴性,判供试品未检出大肠埃希菌。

3. 沙门菌

沙门菌为肠杆菌科沙门菌属细菌,广泛分布于自然界,是人畜共患的肠道病原菌,常引起伤寒、肠炎、肠热症和食物中毒,危害人类健康。沙门菌可通过人、畜禽的粪便或带菌者直接或间接地污染药品原料、辅料及生产的各个环节,特别是以动物、脏器为来源的药物,污染概率更高。因此,含动物组织(包括提取物)来源的口服给药制剂、动物类原药材粉(蜂蜜、王浆、动物角、阿胶除外)等不得检出沙门菌。

(1) 供试液制备及增菌培养:取 10 g(或 10 mL)供试品直接或处理后接种至适宜体积(经方法适用性试验确定)的胰酪大豆胨液体培养基中,混匀,在 30～35 ℃条件下培养 18～24 h。

(2) 选择和分离培养:取上述预培养物 0.1 mL 接种至 10 mL RV 沙门菌增菌液体培养基中,在 30～35 ℃条件下培养 18～24 h。取少量 RV 沙门菌增菌液体培养物划线接种于木糖赖氨酸脱氧胆酸盐琼脂培养基平板上,在 30～35 ℃条件下培养 18～48 h。

沙门菌在木糖赖氨酸脱氧胆酸盐琼脂培养基平板上生长良好,菌落为淡红色或无色、透明或半透明,中心有或无黑色。用接种针挑选疑似菌落于三糖铁琼脂培养基高层斜面上进行斜面和高层穿刺接种,培养 18～24 h,或采用其他适宜方法进一步鉴定。

（3）结果判断：若木糖赖氨酸脱氧胆酸盐琼脂培养基平板上有疑似菌落生长，且三糖铁琼脂培养基的斜面为红色、底层为黄色或者斜面为黄色、底层为黄色或黑色，应进一步进行适宜的鉴定试验，确证是否为沙门菌；若平板上没有菌落生长，或有菌落生长但鉴定结果为阴性，或三糖铁琼脂培养基的斜面未见红色、底层未见黄色或者斜面未见黄色、底层未见黄色或黑色，判供试品未检出沙门菌。

4. 铜绿假单胞菌

铜绿假单胞菌为假单胞菌属，原称绿脓杆菌。本菌对人类有致病力，并对许多药物具有天然的耐药性。烧伤、烫伤、眼科疾患和其他创伤常因铜绿假单胞菌引起继发感染，其是常见的化脓性感染菌。本菌在自然界分布广泛，土壤、空气、水及人和动物的皮肤、肠道、呼吸道均存在，可通过生产各个环节污染药品。因此，除口服给药外的其他剂型的药品均规定不得检出铜绿假单胞菌。

（1）供试液制备及增菌培养：取供试品，参照“微生物计数法”制成 1∶10 的供试液，取相当于 1 g(或 1 mL)供试品的供试液，接种至适宜体积(经方法适用性试验确定)的胰酪大豆胨液体培养基中，混匀，在 30～35 ℃条件下培养 18～24 h。

（2）选择和分离培养：取上述预培养物划线接种至溴化十六烷基三甲铵琼脂培养基平板上，在 30～35 ℃条件下培养 18～72 h。取上述平板上生长的菌落进行氧化酶试验，或采用其他适宜方法进一步鉴定。

（3）氧化酶试验：将洁净滤纸片置于平皿内，用无菌玻璃棒蘸取上述平板上生长的菌落涂于滤纸片上，滴加新配制的 1%二盐酸 N，N-二甲基对苯二胺试液，在 30 s 内若培养物呈粉红色并逐渐变为紫红色为氧化酶试验阳性，否则为阴性。氧化酶试验注意事项：试验菌落(菌苔)必须新鲜，陈旧培养物反应不可靠；试验避免与铁、镍等金属接触，不可用普通接种针(环)(铂金材料除外)挑取菌落(菌苔)，否则易出现假阳性，宜用玻璃棒或木棒；试剂宜新鲜配制，放置过久则二盐酸 N，N-二甲基对苯二胺氧化变色，不可用；反应须在有氧条件下进行，勿滴加过多试剂，以免浸泡培养物使之与空气隔绝，造成假阴性反应；麦康凯琼脂及沙门、志贺菌属琼脂培养基(SS)等含糖培养基上的菌落不适于做氧化酶试验，因为糖分解产酸，抑制氧化酶活性。

（4）结果判断：若溴化十六烷基三甲铵琼脂培养基平板上有菌落生长，且氧化酶试验阳性，应进行适宜的鉴定试验，确证是否为铜绿假单胞菌；若平板上没有菌落生长，或虽有菌落生长但鉴定结果为阴性，或氧化酶试验为阴性，判供试品未检出铜绿假单胞菌。

5. 金黄色葡萄球菌

金黄色葡萄球菌为葡萄球菌属中的一种，空气、土壤、水和日常用具及人的皮肤、鼻咽腔、痰液、鼻涕、毛囊中常可发现，故在生产各环节中极易引入。金黄色葡萄球菌是葡萄球菌中致病力最强的一种，可经皮肤、黏膜侵入人体引起化脓性病变等局部及全身化脓性炎症，严重时可导致败血症。除口服给药外的其他剂型的药品均规定不得检出金黄色葡萄球菌。

（1）供试液制备及增菌培养：取供试品，参照“微生物计数法”制成 1∶10 的供试液，取相当于 1 g(或 1 mL)供试品的供试液，接种至适宜体积(经方法适用性试验确定)的胰酪大豆胨液体培养基中，混匀，在 30～35 ℃条件下培养 18～24 h。

（2）选择和分离培养：取上述预培养物划线接种于甘露醇氯化钠琼脂培养基平板上，在 30～35 ℃条件下培养 18～72 h。

(3) 结果判断：若甘露醇氯化钠琼脂培养基平板上有黄色菌落或外周有黄色环的白色菌落生长，应进行分离、纯化及适宜的鉴定试验，确证是否为金黄色葡萄球菌；若平板上没有与上述形态特征相符或疑似的菌落生长，或虽有相符或疑似的菌落生长但鉴定结果为阴性，判供试品未检出金黄色葡萄球菌。

6. 梭菌

梭菌为梭状芽孢杆菌属细菌，广泛分布于土壤及人、畜的粪便中。梭菌的芽孢对热抵抗力很强，湿热 100 ℃ 1 h、干热 150 ℃ 1 h 均能存活，在尘埃和土壤中可存活十余年。以根茎类植物为原料的药品常可受到本菌污染，并可经伤口感染；如在外用药中存在，特别是用于深部组织的药品污染梭菌，可导致破伤风，死亡率很高。因此，阴道、尿道给药的中药制剂均不得检出梭菌。

(1) 供试液制备及热处理：取供试品，参照"微生物计数法"制成 1∶10 的供试液，取相当于 1 g(或 1 mL)供试品的供试液 2 份，其中 1 份置 80 ℃保温 10 min 后迅速冷却。

(2) 增菌、选择和分离培养：将上述 2 份供试液分别接种至适宜体积(经方法适用性试验确定)的梭菌增菌培养基中，置厌氧条件下 30～35 ℃培养 48 h。取上述每一培养物少量，分别涂抹接种于哥伦比亚琼脂培养基平板上，置厌氧条件下 30～35 ℃培养 48～72 h。

(3) 过氧化氢酶试验：取上述平板上生长的菌落，置洁净玻璃片上，滴加 3%过氧化氢试液，若菌落表面有气泡产生，为过氧化氢酶试验阳性，否则为阴性。

(4) 结果判断：若哥伦比亚琼脂培养基平板上有厌氧杆菌生长(有或无芽孢)，且过氧化氢酶试验阴性，应进一步进行适宜的鉴定试验，确证是否为梭菌；如哥伦比亚琼脂培养基平板上没有厌氧杆菌生长，或虽有相符或疑似的菌落生长但鉴定结果为阴性，或过氧化氢酶试验为阳性，判供试品未检出梭菌。

7. 白色念珠菌

白色念珠菌是单细胞真菌，通常存在于正常人的口腔、上呼吸道、肠道及阴道，一般在正常机体中数量少，不引起疾病。当机体免疫功能或一般防御力下降或正常菌群相互制约作用失调时，本菌则大量繁殖并改变生长形式(芽生菌丝相)，侵入细胞引起疾病。阴道、尿道给药制剂均不得检出白色念珠菌。

(1) 供试液制备及增菌培养：取供试品，参照"微生物计数法"制成 1∶10 的供试液，取相当于 1 g(或 1 mL)供试品的供试液，接种至适宜体积(经方法适用性试验确定)的沙氏葡萄糖液体培养基中，混匀，30～35 ℃培养 3～5 d。

(2) 选择和分离培养：取上述预培养物划线接种于沙氏葡萄糖琼脂培养基平板上，30～35 ℃培养 24～48 h。

白色念珠菌在沙氏葡萄糖琼脂培养基上生长的菌落呈乳白色，偶见淡黄色，表面光滑，有浓重的酵母气味，培养时间稍久则菌落增大、颜色变深、质地变硬或有皱褶。挑取疑似菌落接种至念珠菌显色培养基平板上，培养 24～48 h(必要时延长至 72 h)，或采用其他适宜方法进一步鉴定。

(3) 结果判断：若沙氏葡萄糖琼脂培养基平板上有疑似菌落生长，且疑似菌在念珠菌显色培养基平板上生长的菌落呈阳性反应，应进一步进行适宜的鉴定试验，确证是否为白色念珠菌；若沙氏葡萄糖琼脂培养基平板上没有菌落生长，或有菌落生长但鉴定结果为阴性，或疑似菌在念珠菌显色培养基平板上生长的菌落呈阴性反应，判供试品未检出白色念珠菌。

中药饮片微生物限度检查

《中国药典》(2025 年版)四部通则 1108“中药饮片微生物限度检查法”,专门用于检查中药材及中药饮片的微生物污染程度。检查项目包括需氧菌总数、霉菌和酵母菌总数、耐热菌总数、耐胆盐革兰阴性菌、大肠埃希菌、沙门菌。本法中的耐热菌系供试液置水浴(98～100℃)30 min 处理后按需氧菌总数测定方法检出的微生物总称。

中药饮片微生物限度检查的试验环境应符合微生物限度检查的要求。检验全过程必须严格遵守无菌操作,防止再污染,防止污染的措施不得影响供试品中微生物的检出。洁净空气区域、工作台面及环境应定期进行监测。

一、中药饮片微生物计数检查

(一)培养基适用性检查和方法适用性试验

中药饮片的微生物计数检查同样需要首先进行培养基适用性检查和方法适用性试验,试验方法和本项目“微生物计数法”中的大致相似。其中,中药饮片的供试液制备方法如下:取供试品,置适量的 pH 7.0 无菌氯化钠-蛋白胨缓冲液或 pH 7.2 磷酸盐缓冲液或胰酪大豆胨液体培养基中使之成为 1∶10 的供试液,充分振摇荡洗(不少于 15 min)或用有隔均质袋处理,取其液体作为供试液。取上述 1∶10 供试液适量,置水浴(98～100 ℃)30 min 处理后,迅速冷却,作为耐热菌总数测定用供试液。分散力较差的供试品,可在稀释液中加入表面活性剂如 0.1%(mL/mL)聚山梨酯 80,使供试品分散均匀。若需要,调节供试液 pH 至 6.0～8.0。然后用同一稀释液将供试液进一步 10 倍系列稀释。供试液从制备至加入检验用培养基,不得超过 1 h。

(二)供试品检查

1. 抽样量和检验量

抽样量:除另有规定外,参照《中国药典》(2025 年版)四部通则 0211“药材和饮片取样法”抽取试验样品,大包装饮片每批抽取 100～500 g 混匀,独立小包装饮片按装量抽取 100～500 g 的包装数。最终抽取的供检验用样品量,一般不得少于检验所需用量的 3 倍,即 1/3 供实验室分析用,1/3 供复核用,其余 1/3 留样保存。

检验量:除另有规定外,中药饮片的微生物计数检查的一般检验量为 25 g(或 25 mL)。贵重品种或密度较小品种(如金银花、穿心莲、夏枯草)等可酌减,如 10 g 或 10 mL。

2. 检查方法

中药饮片供试品的需氧菌总数、霉菌和酵母菌总数及耐热菌总数测定一般采用平皿法,详见本项目“微生物计数法”。用胰酪大豆胨琼脂培养基测定需氧菌总数和耐热菌总数,用沙氏葡萄糖琼脂培养基测定霉菌和酵母菌总数。需氧菌总数是指胰酪大豆胨琼脂培养基上生长的总菌落数(包括真菌菌落数);霉菌和酵母菌总数是指沙氏葡萄糖琼脂培养基上生长的总菌落数(包括细菌菌落数),若因沙氏葡萄糖琼脂培养基上生长的细菌使霉菌和酵母菌的计数结果不符合微生物限度要求,可使用含抗生素(如氯霉素、庆大霉素)的沙氏葡萄糖琼脂培养基或其他选择性培养基(如玫瑰红钠琼脂培养基)进行霉菌和酵母菌总数测定。使用选择性培养基时,应进行培养基适用性检查。

3. 结果判断

参照本项目"非无菌药品的微生物限度标准"和"微生物计数法"中"结果判断"部分。若供试品的需氧菌总数、霉菌和酵母菌总数、耐热菌总数、控制菌检查结果均符合该品种项下的规定,判供试品符合规定;若其中任何一项不符合该品种项下的规定,判供试品不符合规定。

二、中药饮片控制菌检查

中药饮片的控制菌检查包括耐胆盐革兰阴性菌、大肠埃希菌、沙门菌的检查。供试品检出控制菌或其他致病菌时,以一次检出结果为准,不再复试。

(一) 培养基适用性检查和方法适用性试验

中药饮片的控制菌检查中,只需要 4 种菌液,即金黄色葡萄球菌、铜绿假单胞菌、大肠埃希菌和沙门菌,菌液制备过程和适用性检查方法详见本项目"控制菌检查法"。供试液制备方法详见上述"中药饮片微生物计数检查"部分。

(二) 供试品检查

1. 耐胆盐革兰阴性菌

(1) 供试液制备及预培养:取供试品,用胰酪大豆胨液体培养基作为稀释剂制成 1∶10 供试液(供试液的制备方法参照本节"中药饮片微生物计数检查"),混匀,在 20～25 ℃条件下培养,培养时间应使供试品中的细菌充分恢复但不增殖(约 2 h)。同时做阴性对照试验和阳性对照试验。

(2) 选择和分离培养:取相当于 0.1 g、0.01 g 和 0.001 g(或其他适宜的连续 3 级稀释液)供试品的预培养物或其稀释液,分别接种至适宜体积(经方法适用性试验确定)肠道菌增菌液体培养基中,供试液加入量不得超过培养基体积的 10%,在 30～35 ℃条件下培养 24～48 h。上述每一培养物分别划线接种于紫红胆盐葡萄糖琼脂培养基平板上,在 30～35 ℃条件下培养 18～24 h。

(3) 结果判断:若紫红胆盐葡萄糖琼脂培养基平板上有菌落生长,则对应培养管为阳性,否则为阴性。根据各培养管检查结果,从表 2-8 中查 1 g(或 1 mL)供试品中含有耐胆盐革兰阴性菌的可能菌数。

2. 大肠埃希菌

(1) 供试液制备及增菌培养:取相当于 1 g 供试品的供试液,接种至适宜体积(经方法适用性试验确定)的胰酪大豆胨液体培养基中,供试液加入量不得超过培养基体积的 10%,混匀,在 30～35 ℃条件下培养 18～24 h。

(2) 选择和分离培养:取上述预培养物 1 mL 接种至 100 mL 麦康凯液体培养基中,在 42～44 ℃条件下培养 24～48 h。取麦康凯液体培养物划线接种于麦康凯琼脂培养基平板上,在 30～35 ℃条件下培养 18～72 h。

(3) 结果判断:如麦康凯琼脂培养基平板上有菌落生长,应进行分离、纯化及适宜的鉴定试验,确证是否为大肠埃希菌;若麦康凯琼脂培养基平板上没有菌落生长,或有菌落生长但鉴定结果为阴性,判供试品未检出大肠埃希菌。

3. 沙门菌

方法详见本项目"控制菌检查法"之"四、供试品检查"中关于沙门菌的检查内容。

目标检测

一、单项选择题

1. ________可作为粪便污染的指示菌　(　　)

A. 大肠埃希菌　B. 沙门菌　C. 铜绿假单胞菌

D. 金黄色葡萄球菌　E. 白色念珠菌

2. 药品微生物限度检查中,需氧菌总数检查所用培养基为　(　　)

A. 胰酪大豆胨琼脂　B. 玫瑰红钠琼脂　C. 营养琼脂

D. 酵母浸出粉胨　E. 牛肉膏蛋白胨

3. 药品微生物限度检查中,霉菌和酵母菌总数检查所用培养基为　(　　)

A. 沙氏葡萄糖琼脂　B. 玫瑰红钠琼脂　C. 营养琼脂

D. 马铃薯培养基　E. 酵母浸出粉胨

4.《中国药典》(2025 年版)规定,需氧菌总数测定的培养时间为　(　　)

A. 不超过 3 d　B. 2～3 d　C. 3～5 d

D. 5 d　E. 5～7 d

5.《中国药典》(2025 年版)规定,霉菌和酵母菌总数测定的培养时间为　(　　)

A. 3～5 d　B. 3 d　C. 5 d

D. 5～7 d　E. 7 d

6. 微生物限度检查时,需氧菌总数检查的培养温度为________℃,霉菌和酵母菌总数检查的培养温度为________℃　(　　)

A. 23～28,30～35　B. 30～35,23～28　C. 45,30

D. 30～35,20～25　E. 35,28

7. 微生物计数法一般供试品的检验量为　(　　)

A. 1 g 或 1 mL　B. 5 g 或 5 mL　C. 10 g 或 10 mL

D. 20 g 或 20 mL　E. 2 g 或 2 mL

8. 平皿法中注入每个平皿的培养基的体积大约控制在　(　　)

A. 15～20 mL　B. 10～15 mL　C. 20～30 mL

D. 不得少于 20 mL　E. 凭经验

9. 微生物限度检查的环境洁净度应达到________级,超净工作台洁净度应达到________级　(　　)

A. D,B　B. B,A　C. D,A

D. B,C　E. A,B

10. 供试品的控制菌检查按________次检出结果为准　(　　)

A. 一　B. 二　C. 三　D. 复试

11. 控制菌检查时,供试品须配成________供试液　(　　)

A. 1∶1　B. 1∶10　C. 1∶20　D. 1∶100

12. 控制菌检查不包括　(　　)

A. 耐胆盐革兰阴性菌　B. 大肠埃希菌

C. 沙门菌　D. 乳酸杆菌

13. 耐胆盐革兰阴性菌使用的增菌培养基是 ( )
A. 肠道菌增菌液体培养基
B. 麦康凯琼脂培养基
C. 三糖铁琼脂培养基
D. 甘露醇氯化钠琼脂培养基

14. 大肠埃希菌的分离培养基是 ( )
A. 紫红胆盐葡萄糖琼脂培养基
B. 麦康凯琼脂培养基
C. 三糖铁琼脂培养基
D. 甘露醇氯化钠琼脂培养基

15. 沙门菌的分离培养基是 ( )
A. 紫红胆盐葡萄糖琼脂培养基
B. RV 沙门菌增菌液体培养基
C. 三糖铁琼脂培养基
D. 木糖赖氨酸脱氧胆酸盐琼脂培养基

16. 铜绿假单胞菌的生化检查项目是 ( )
A. 氧化酶试验
B. 过氧化氢酶试验
C. MUG 试验
D. 靛基质试验

17. 梭菌的生化检查项目是 ( )
A. 氧化酶试验
B. 过氧化氢酶试验
C. MUG 试验
D. 靛基质试验

18. 金黄色葡萄球菌检查使用的增菌培养基是 ( )
A. 胰酪大豆胨液体培养基
B. 麦康凯琼脂培养基
C. 三糖铁琼脂培养基
D. 甘露醇氯化钠琼脂培养基

二、多项选择题

1. 微生物计数法检查供试品的方法有 ( )
A. 平皿法
B. 薄膜过滤法
C. MPN 法
D. 家兔法
E. 鲎试剂法

2. 微生物限度检查法中，可选用的稀释液有 ( )
A. pH 7.0 无菌氯化钠-蛋白胨缓冲液
B. pH 7.6 无菌磷酸盐缓冲液
C. pH 6.8 无菌磷酸盐缓冲液
D. pH 7.2 无菌磷酸盐缓冲液
E. 0.9%无菌氯化钠溶液

3. 微生物限度检查的项目有 ( )
A. 需氧菌总数检查
B. 霉菌和酵母菌总数检查
C. 真菌检查
D. 控制菌检查
E. 螨类检查

4. 微生物限度检查标准中其他局部给药制剂应检查的控制菌有 ( )
A. 大肠埃希菌
B. 金黄色葡萄球菌
C. 沙门菌
D. 铜绿假单胞菌
E. 梭菌

5. 微生物限度检查标准中口腔黏膜给药制剂应检查的控制菌有 ( )
A. 大肠埃希菌
B. 金黄色葡萄球菌
C. 沙门菌
D. 铜绿假单胞菌
E. 梭菌

三、简答题

1. 简述微生物限度检查法中平皿法的操作流程。
2. 简述阴性对照试验和阳性对照试验的目的及操作。
3. 如果你是一家制药企业的质检人员，现要对你厂生产的阿司匹林片进行微生物限度检查，请问你需要检查哪些项目？分别采用何种方法进行检验？具体如何操作？请写出检验全过程。

项目三 热原及细菌内毒素检查

典型岗位工作任务

1. 家兔升温法进行注射用双黄连(冻干)的热原检查
2. 鲎试剂法进行葡萄糖注射液的细菌内毒素检查

基础知识

1. 热原反应

医院临床在使用药品注射剂时，常有患者发冷、寒战、发热、头痛、恶心、呕吐、肤色灰白、休克，严重时导致死亡等现象发生，这种症状称为热原反应。

2. 热原

热原是由微生物产生，对热稳定，能引起机体发热的一类物质。人体在注射热原后15 min～8 h内出现发冷、寒战、发热，然后大汗，有时有恶心、呕吐、头痛、腰及四肢关节痛、肤色灰白的症状，严重者可产生休克。

3. 热原的分布

热原普遍存在于自来水、天然水和其他不洁水中。许多药物中也存在热原，如葡萄糖、乳酸钠、氯化钠、水解蛋白、枸橼酸钠、血液制品、右旋糖苷等生物系列制品及适于微生物生长的药品。

4. 热原的来源

引起发热的物质有很多，有内毒素、病毒、细菌及其他微生物，这些物质进入血液后被单核细胞、巨噬细胞吞噬而产生内源性致热源，它作用于下丘脑体温调节中枢，使机体体温上升。由于病毒、细菌及其他微生物在制药过程中易因灭菌等机制而被破坏或清除，故药物中的热原一般认为主要是细菌的内毒素。

5. 热原的性质

(1) 耐热性：180 ℃、2 h或250 ℃、30 min可被破坏。

(2) 滤过性：直径≤0.05 μm，能通过细菌过滤器，但不能通过半透膜。(半透膜是一种只允许离子和小分子自由通过的膜结构，生物大分子不能自由通过半透膜，其原因是半透膜的孔隙的大小比离子和小分子大，但比生物大分子如蛋白质和淀粉小。)

(3) 溶解性：能溶于水，本身不挥发，但能随水蒸气雾滴进入蒸馏水中，故重蒸馏水中不含热原。

(4) 稳定性：较稳定，可被强酸、强碱及氧化剂破坏。

(5) 抗原性：多糖体部分有抗原性，但动物多次接触会产生耐受性，故家兔升温法检查规定了使用次数和间隔时间。

6. 消除热原的方法

(1) 吸附法：活性炭用量0.1%～0.5%，加热至70 ℃保温一段时间更好。

(2) 蒸馏法：热原不挥发而留下。

(3) 热破坏法：180 ℃干烤 2 h 或 250 ℃干烤 30 min 可将热原除去。

(4) 滤过法：用以石棉板为滤材的湿式过滤器过滤，可除去液体中的热原。

(5) 强酸强碱处理法：如装注射器的容器，用前用强酸浸泡。

7. 方法选择

静脉用注射剂，均应设细菌内毒素（或热原）检查项。其中化学药品注射剂一般首选细菌内毒素检查项；中药注射剂一般首选热原检查项，若该药本身的药理作用或对家兔的毒性反应影响热原检测，可选择细菌内毒素检查项。

检验 项目一

家兔升温法进行注射用双黄连（冻干）的热原检查

查阅《中国药典》（2025 年版）一部正文内容如下。

注射用双黄连（冻干）【检查】项目：热原　取本品 0.6 g，用灭菌注射用水 10 mL 溶解，依法检查，剂量按家兔体重每 1 kg 注射 3 mL。应符合规定。

家兔升温法的概念：本法系将一定剂量的供试品从静脉注入家兔体内，在规定时间内观察家兔体温升高的情况，以判定供试品中所含热原的限度是否符合规定。

一、检查准备

1. 供试用家兔

供试用的家兔应健康合格，体重 1.7 kg 以上（用于生物制品检查用的家兔体重为 1.7～3.0 kg），雌兔应无孕。预测体温前 7 d 即应用同一饲料饲养，在此期间内体重应不减轻，精神、食欲、排泄等不得有异常现象。未曾用于热原检查的家兔，或供试品判定为符合规定但组内升温达 0.6 ℃的家兔，或 3 周内未曾使用的家兔，均应在检查供试品前 7 d 内预测体温，进行挑选。挑选试验的条件与检查供试品时相同，仅不注射药液，每隔 30 min 测量体温 1 次，共测 8 次，8 次体温均在 38.0～39.6 ℃的范围内，且最高与最低体温相差不超过 0.4 ℃的家兔，方可供热原检查用。用于热原检查后的家兔，如供试品判定为符合规定，至少应休息 48 h 方可再供热原检查用，其中升温达 0.6 ℃的家兔应休息 2 周以上。对用于血液制品、抗毒素和其他同一抗原性供试品检测的家兔可在 5 d 内重复使用 1 次。如供试品判定为不符合规定，则组内全部家兔不再使用。

2. 试验前的准备

热原检查前 1～2 d，供试用家兔应尽可能处于同一温度的环境中，实验室和饲养室的温度相差不得大于 3 ℃，且应控制在 17～25 ℃。在试验全部过程中，实验室温度变化不得大于 3 ℃，应防止动物骚动并避免噪声干扰。家兔在试验前至少 1 h 开始停止给食并置于宽松适宜的装置中，直至试验完毕。测量家兔体温应使用精密度为±0.1 ℃的测温装置。测温探头或肛温计插入肛门的深度和时间应各兔相同，深度一般约 6 cm，时间不得少于 1.5 min，每隔 30 min 测量体温 1 次，一般测量 2 次，两次体温之差不得超过 0.2 ℃，以此两次体温的平均值作为该兔的正常体温。当日使用的家兔，正常体温应在 38.0～39.6 ℃的范围内，且同组各兔间正常体温之差不得超过1.0℃。

与供试品接触的试验用器皿应无菌、无热原。去除热原通常采用干热灭菌法(250℃、30 min以上),也可用其他适宜的方法。

二、检查法

取适用的家兔3只,测定其正常体温后15 min以内,自耳静脉缓缓注入规定剂量并温热至约38℃的供试品溶液,然后每隔30 min按前法测量其体温1次,共测6次,以6次体温中最高的一次减去正常体温,即为该兔体温的升高温度。如3只家兔中有1只体温升高0.6℃或高于0.6℃,或3只家兔体温升高的总和达1.3℃或高于1.3℃,应另取5只家兔复试,检查方法同上。

三、结果判断

在初试的3只家兔中,体温升高均低于0.6℃,并且3只家兔体温升高总和低于1.3℃;或在复试的5只家兔中,体温升高0.6℃或高于0.6℃的家兔不超过1只,并且初试、复试合并8只家兔的体温升高总和为3.5℃或低于3.5℃,均判定供试品的热原检查符合规定。

在初试的3只家兔中,体温升高0.6℃或高于0.6℃的家兔超过1只;或在复试的5只家兔中,体温升高0.6℃或高于0.6℃的家兔超过1只;或初试、复试合并8只家兔的体温升高总和超过3.5℃,均判定供试品的热原检查不符合规定。

当家兔升温为负值时,均以0℃计。

检验 项目二

鲎试剂法进行葡萄糖注射液的细菌内毒素检查

查阅《中国药典》(2025年版)二部正文内容如下。

葡萄糖注射液【检查】项目:细菌内毒素　取本品,依法检查,每1 mL中含内毒素的量应小于0.50 EU。

一、检查准备

1. 定义

本法系利用鲎试剂来检测或量化由革兰阴性菌产生的细菌内毒素,以判断供试品中细菌内毒素的限量是否符合规定的一种方法。

2. 检查方法

细菌内毒素检查包括两种方法,即凝胶法和光度测定法,后者包括浊度法和显色基质法。供试品检测时,可使用其中任何一种方法进行试验。当测定结果有争议时,除另有规定外,以凝胶限度试验结果为准。本试验操作过程应防止内毒素的污染。

3. 单位表示

细菌内毒素的量用内毒素单位(EU)表示,1 EU与1个内毒素国际单位(IU)相当。

4. 国家标准品

细菌内毒素国家标准品自大肠埃希菌提取精制，并以细菌内毒素国际标准品标定其效价。其用于标定、复核、仲裁鲎试剂灵敏度，标定细菌内毒素工作标准品的效价，也用于干扰试验及检查法中编号B和C溶液的制备、凝胶法中鲎试剂灵敏度复核试验、光度测定法中标准曲线可靠性试验。

5. 工作标准品

细菌内毒素工作标准品以细菌内毒素国家标准品为基准标定其效价，用于干扰试验及检查法中编号B和C溶液的制备、凝胶法中鲎试剂灵敏度复核试验、光度测定法中标准曲线可靠性试验。

6. 检查用水

细菌内毒素检查用水应符合灭菌注射用水标准，其内毒素含量小于0.015 EU/mL(用于凝胶法)或小于0.005 EU/mL(用于光度测定法)，且对内毒素试验无干扰作用。

7. 鲎试剂

鲎试剂是从鲎的血液中提取出的冻干试剂，可以与细菌内毒素发生凝集反应。除了内毒素，鲎试剂还与某些β-葡聚糖反应，产生假阳性结果。如遇含有β-葡聚糖的样品，可使用去G因子鲎试剂或G因子反应抑制剂来排除鲎试剂与β-葡聚糖的反应。

8. 试验器具的准备

试验所用的器皿须经处理，以去除可能存在的外源性内毒素。耐热器皿常用干热灭菌法(250℃、至少30 min)去除，也可采用其他确证不干扰细菌内毒素检查的适宜方法。若使用塑料器具，如微孔板和与微量加样器配套的吸头等，应选用标明无内毒素并且对试验无干扰的器具。

9. 供试品溶液的制备

某些供试品需进行复溶、稀释或在水性溶液中浸提制成供试品溶液。必要时，可调节被测溶液(或其稀释液)的pH，一般供试品溶液和鲎试剂混合后溶液的pH在6.0～8.0的范围内为宜，可使用适宜的酸、碱溶液或缓冲液调节pH。酸或碱溶液须用细菌内毒素检查用水在已去除内毒素的容器中配制。所用溶剂、酸碱溶液及缓冲液应不含内毒素和干扰因子。

10. 内毒素限值的确定

药品、生物制品的细菌内毒素限值(L)一般按式(3-1)确定：

$$L = K/M \tag{3-1}$$

式中，L为供试品的细菌内毒素限值，一般以EU/mL、EU/mg或EU/U(活性单位)表示。

K为人每千克体重每小时最大可接受的内毒素剂量，以EU/(kg·h)表示，注射剂K=5 EU/(kg·h)，放射性药品注射剂K=2.5 EU/(kg·h)，鞘内用注射剂K=0.2 EU/(kg·h)。

M为人用每千克体重每小时的最大供试品剂量，以mL/(kg·h)、mg/(kg·h)或U/(kg·h)表示，人均体重按60 kg计算，人体表面积按1.62 m^2计算。注射时间若不足1 h，按1 h计算。供试品每平方米体表面积剂量乘以0.027即可转换为每千克体重剂量(M)。

按人用剂量计算限值时，如遇特殊情况，可根据生产和临床用药实际情况做必要调整，但需说明理由。

11. 确定最大有效稀释倍数(MVD)

最大有效稀释倍数是指在试验中供试品溶液被允许稀释达到的最大倍数，在不超过此稀释倍数的浓度下进行内毒素限值的检测。用式(3－2)来确定 MVD：

$$MVD = cL/\lambda \tag{3-2}$$

式中，L 为供试品的细菌内毒素限值。

c 为供试品溶液的浓度，当 L 以 EU/mg 或 EU/U 表示时，c 的单位需为 mg/mL 或 U/mL，当 L 以 EU/mL 表示时，则 c 等于 1.0 mL/mL。如需计算在 MVD 时的供试品浓度，即最小有效稀释浓度，可使用公式 $c=\lambda/L$。

λ 为在凝胶法中鲎试剂的标示灵敏度(EU/mL)，或是在光度测定法中所使用的标准曲线上最低的内毒素浓度。

二、凝胶法

1. 定义

凝胶法系通过鲎试剂与内毒素产生凝集反应的原理进行限度检测或半定量检测内毒素的方法。

2. 鲎试剂灵敏度复核试验

在本检查法规定的条件下，使鲎试剂产生凝集的内毒素的最低浓度即为鲎试剂的标示灵敏度，用 EU/mL 表示。当使用新批号的鲎试剂或试验条件发生了任何可能影响检验结果的改变时，应进行鲎试剂灵敏度复核试验。

根据鲎试剂灵敏度的标示值(λ)，将细菌内毒素国家标准品或细菌内毒素工作标准品用细菌内毒素检查用水溶解，在旋涡混合器上混匀 15 min 或参照标准品说明书中要求的混匀时间进行操作，然后制成 2λ、λ、0.5λ 和 0.25λ 四个浓度的内毒素标准溶液，每稀释一步均应在旋涡混合器上混匀 30 s 或参照标准品说明书中要求的混匀时间进行操作。取不同浓度的内毒素标准溶液，分别与等体积(如 0.1 mL)的鲎试剂溶液混合，每一个内毒素浓度平行做 4 管；另外取 2 管加入等体积的细菌内毒素检查用水作为阴性对照。将试管中溶液轻轻混匀后，封闭管口，垂直放入 37 ℃±1 ℃的恒温器中，保温 60 min±2 min。

将试管从恒温器中轻轻取出，缓缓倒转 180°。管内形成凝胶，并且凝胶不变形、不从管壁滑脱者为阳性；未形成凝胶或形成的凝胶不坚实、变形并从管壁滑脱者为阴性。保温和拿取试管过程应避免受到振动，造成假阴性结果。

当最大浓度 2λ 管均为阳性，最低浓度 0.25λ 管均为阴性，阴性对照管为阴性时，试验方为有效。按式(3－3)计算反应终点浓度的几何平均值，即为鲎试剂灵敏度的测定值(λc)。

$$\lambda c = \text{antilg}\left(\sum X/n\right) \tag{3-3}$$

式中，X 为反应终点浓度的对数值(lg)。反应终点浓度是指系列递减的内毒素浓度中最后一个呈阳性结果的浓度。

n 为每个浓度的平行管数。

当 λc 在 $0.5\lambda \sim 2\lambda$(包括 0.5λ 和 2λ)时，方可用于细菌内毒素检查，并以标示灵敏度 λ 为该批鲎试剂的灵敏度。

3. 干扰试验

按表 3-1 制备溶液 A、B、C 和 D,使用的供试品溶液应为未检验出内毒素且不超过最大有效稀释倍数(MVD)的溶液,按鲎试剂灵敏度复核试验项下操作。

表 3-1　凝胶法干扰试验溶液的制备

编号	内毒素浓度/被加入内毒素的溶液	稀释用液	稀释倍数	所含内毒素的浓度	平行管数
A	无/供试品溶液	—	—	—	2
B	2λ/供试品溶液	供试品溶液	1 2 4 8	2λ 1λ 0.5λ 0.25λ	4 4 4 4
C	2λ/检查用水	检查用水	1 2 4 8	2λ 1λ 0.5λ 0.25λ	2 2 2 2
D	无/检查用水	—	—	—	2

注:A 为供试品溶液;B 为干扰试验系列;C 为鲎试剂标示灵敏度的对照系列;D 为阴性对照。

只有当溶液 A 和阴性对照溶液 D 的所有平行管都为阴性,并且系列溶液 C 的结果符合鲎试剂灵敏度复核试验要求时,试验方为有效。当系列溶液 B 的结果符合鲎试剂灵敏度复核试验要求时,认为供试品在该浓度下无干扰作用。其他情况则认为供试品在该浓度下存在干扰作用。若供试品溶液在小于 MVD 的稀释倍数下对试验有干扰,应将供试品溶液进行不超过 MVD 的进一步稀释,再重复干扰试验。

可通过对供试品进行更大倍数的稀释或通过其他适宜的方法(如过滤、中和、透析或加热处理等)排除干扰。为确保所选择的处理方法能有效地排除干扰且不会使内毒素失去活性,要使用预先添加了标准内毒素再经过处理的供试品溶液进行干扰试验。

当进行新药的内毒素检查试验前,或无内毒素检查项的品种建立内毒素检查法时,须进行干扰试验。

当鲎试剂、供试品的处方、生产工艺改变或试验环境发生了任何有可能影响试验结果的变化时,须重新进行干扰试验。

4. 检查法(凝胶限度试验)

按表 3-2 制备溶液 A、B、C 和 D。使用稀释倍数不超过 MVD 并且已经排除干扰的供试品溶液来制备溶液 A 和 B。按鲎试剂灵敏度复核试验项下操作。

表 3-2　凝胶限度试验溶液的制备

编号	内毒素浓度/配制内毒素的溶液	平行管数
A	无/供试品溶液	2
B	2λ/供试品溶液	2

续表

编号	内毒素浓度/配制内毒素的溶液	平行管数
C	2λ/检查用水	2
D	无/检查用水	2

注:A 为供试品溶液;B 为供试品阳性对照;C 为阳性对照;D 为阴性对照。

结果判断:保温 60 min±2 min 后观察结果。若阴性对照溶液 D 的平行管均为阴性,供试品阳性对照溶液 B 的平行管均为阳性,阳性对照溶液 C 的平行管均为阳性,试验有效。

若溶液 A 的两个平行管均为阴性,判定供试品符合规定。若溶液 A 的两个平行管均为阳性,判定供试品不符合规定。若溶液 A 的两个平行管中一管为阳性,另一管为阴性,需进行复试。复试时溶液 A 须做 4 支平行管,若所有平行管均为阴性,判定供试品符合规定,否则判定供试品不符合规定。

若供试品的稀释倍数小于 MVD 而溶液 A 结果出现不符合规定,可将供试品稀释至 MVD 重新实验,再对结果进行判断。

目标检测

一、单项选择题

1. 一般认为药物中的热原主要是 (　　)

A. 细菌内毒素　　B. 病毒　　C. 细菌　　D. 其他微生物

2. 下面有关热原性质的说法,错误的是 (　　)

A. 热原具有耐热性,180 ℃、2 h 或 250 ℃、30 min 可被破坏

B. 热原直径≤0.05 μm,能通过过滤器,但不能通过半透膜

C. 热原能溶于水,本身不挥发,蒸馏水中不含热原

D. 热原较稳定,可被强酸、强碱及氧化剂破坏

二、多项选择题

1. 用家兔升温法进行热原检查的结果判断热原检查符合规定的是 (　　)

A. 在初试的 3 只家兔中,体温升高均低于 0.6 ℃,并且 3 只家兔体温升高总和低于 1.3 ℃

B. 在复试的 5 只家兔中,体温升高 0.6 ℃或高于 0.6 ℃的家兔不超过 1 只,并且初试、复试合并 8 只家兔的体温升高总和为 3.5 ℃或低于 3.5 ℃

C. 在初试的 3 只家兔中,体温升高 0.6 ℃或高于 0.6 ℃的家兔超过 1 只

D. 在复试的 5 只家兔中,体温升高 0.6 ℃或高于 0.6 ℃的家兔超过 1 只

2. 下面对细菌内毒素检查用水描述正确的是 (　　)

A. 应符合灭菌注射用水标准,其内毒素含量小于 0.015 EU/mL(用于凝胶法)

B. 应符合灭菌注射用水标准,其内毒素含量小于 0.005 EU/mL(用于光度测定法)

C. 对内毒素试验无干扰作用

D. 灭菌水

三、简答题

简述最大有效稀释倍数(MVD)的计算方法。

项目四 注射剂其他安全性检查法

典型岗位工作任务

1. 注射剂降压物质检查
2. 注射剂异常毒性检查
3. 注射剂组胺类物质检查
4. 注射剂过敏反应检查
5. 注射剂溶血与凝聚检查

基础知识

一、注射剂安全性检查法

注射剂安全性检查包括异常毒性、细菌内毒素(或热原)、降压物质(包括组胺类物质)、过敏反应、溶血与凝聚等项。根据处方、工艺、用法及用量等设定相应的检查项目并进行适用性研究。其中,细菌内毒素检查与热原检查项目间、降压物质检查与组胺类物质检查项目间可以根据适用性研究结果相互替代,选择两者之一作为检查项目。

二、注射剂安全性检查项目的设定

1. 静脉用注射剂

静脉用注射剂均应设细菌内毒素(或热原)检查项。其中,化学药品注射剂一般首选细菌内毒素检查项;中药注射剂一般首选热原检查项,若该药本身的药理作用或对家兔的毒性反应影响热原检测,可选择细菌内毒素检查项。

所用原料系动植物来源或微生物发酵液提取物时,组分结构不清晰或有可能受毒性杂质污染且又缺乏有效的理化分析方法的静脉用注射剂,应考虑设立异常毒性检查项。

所用原料系动植物来源或微生物发酵液提取物时,组分结构不清晰且有可能受异源蛋白污染或未知过敏反应物质的静脉用注射剂,如缺乏相关的理化分析方法且临床发现过敏反应,应考虑设立过敏反应检查项。

所用原料系动植物来源或微生物发酵液提取物时,组分结构不清晰或有可能受组胺、类组胺样降血压物质污染的静脉用注射剂,特别是中药注射剂,如缺乏相关的理化分析方法且临床发现类过敏反应,应考虑设立降压物质或组胺类物质检查项。检查项目一般首选降压物质检查项,但若降血压药理作用与该药具有的功能主治有关,或对猫的反应干扰血压检测,可选择组胺类物质检查项替代。

中药注射剂应考虑设溶血与凝聚检查项。

2. 肌内注射用注射剂

所用原料系动植物来源或微生物发酵液提取物时,组分结构不清晰或有可能受毒性杂质污染且又缺乏有效的理化分析方法的肌内注射用注射剂，应考虑设立异常毒性检查项。

所用原料系动植物来源或微生物发酵液提取物时，组分结构不清晰或有可能受异源蛋白污染或未知过敏反应物质的肌内注射用注射剂，如缺乏相关理化分析方法且临床发现过敏反应，应考虑设立过敏反应检查项。

临床用药剂量较大、生产工艺易造成细菌内毒素污染的肌内注射用注射剂，应考虑设细菌内毒素检查项。

3. 特殊途径的注射剂

椎管内、腹腔、眼内、皮下等特殊途径的注射剂，其安全性检查项目一般应符合静脉用注射剂的要求，必要时应增加其他安全性检查项目，如刺激性检查、细胞毒性检查。

4. 注射剂用辅料

注射剂用辅料使用面广、用量大、来源复杂，与药品的安全性直接相关。在其质量控制中，应根据辅料的来源、性质、用途、用法用量，配合理化分析方法，设立必要的安全性检查项目。

5. 其他

原料和生产工艺特殊的注射剂必要时应增加特殊的安全性检查项目，如外源因子检测、细胞毒性检查等。

检查任务

一、异常毒性检查法

异常毒性有别于药物本身所具有的毒性特征，是指由生产过程引入或其他原因所致的毒性。本法系给予动物一定剂量的供试品溶液，在规定时间内观察动物出现的异常反应或死亡情况，检查供试品是否受外源性毒性物质污染以及是否存在意外的不安全因素。

（一）试验前准备

1. 供试品溶液的制备

按品种项下规定的浓度制成供试品溶液。临用前，供试品溶液应平衡至室温。

2. 试验用动物

应健康合格，在试验前及试验的观察期内均应按正常饲养条件饲养。做过本试验的动物不得重复使用。

（二）检查法

1. 非生物制品试验

除另有规定外，取小鼠 5 只，体重 18～22 g，每只小鼠分别静脉给予供试品溶液 0.5 mL。应在 4～5 s 内匀速注射完毕。规定缓慢注射的品种可延长至 30 s。除另有规定外，全部小鼠在给药后 48 h 内不得死亡；如有死亡，应另取体重 19～21 g 的小鼠 10 只复试，全部小鼠在 48 h 内不得死亡。

2. 生物制品试验

除另有规定外，异常毒性试验应包括小鼠试验和豚鼠试验。试验中应设同批动物空白对照，观察期内，动物全部健存，且无异常反应，到期时每只动物体重应增加，则判定试验成立。按照规定的给药途径将供试品溶液缓慢注入动物体内。

(1) 小鼠试验法：除另有规定外，取小鼠 5 只，注射前每只小鼠称体重，应为 18～22 g。每只小鼠腹腔注射供试品溶液 0.5 mL，观察 7 d。观察期内，小鼠应全部健存，且无异常反应，到期时每只小鼠体重应增加，判定供试品符合规定。如不符合上述要求，应另取体重 19～21 g 的小鼠 10 只复试 1 次，判定标准同前。

(2) 豚鼠试验法：除另有规定外，取豚鼠 2 只，注射前每只豚鼠称体重，应为 250～350 g。每只豚鼠腹腔注射供试品溶液 5.0 mL，观察 7 d。观察期内，豚鼠应全部健存，且无异常反应，到期时每只豚鼠体重应增加，判定供试品符合规定。如不符合上述要求，应另取 4 只豚鼠复试 1 次，判定标准同前。

二、降压物质检查

本法系比较组胺对照品(S)与供试品(T)引起麻醉猫血压下降的程度，以判定供试品中所含降压物质的限度是否符合规定。

(一) 试验前准备

1. 对照品溶液的制备

精密称取磷酸组胺对照品适量，按组胺计算，加水溶解使成每 1 mL 中含 1.0 mg 的溶液，分装于适宜的容器内，4～8 ℃贮存，经验证保持活性符合要求的条件下可在 3 个月内使用。

2. 对照品稀释液的制备

临用前，精密量取组胺对照品溶液适量，用氯化钠注射液制成每 1 mL 中含组胺 0.5 μg 或其他适宜浓度的溶液。

3. 供试品溶液的制备

按品种项下规定的限值，且供试品溶液与对照品稀释液的注入体积应相等的要求，制备适当浓度的供试品溶液。

(二) 检查法

取健康合格、体重 2 kg 以上的猫，雌者应无孕，用适宜的麻醉剂(如巴比妥类)麻醉后，固定于保温手术台上，分离气管，必要时插入插管以使呼吸畅通，或可进行人工呼吸。在一侧颈动脉插入连接测压计的动脉插管，管内充满适宜的抗凝剂溶液，以记录血压，也可用其他适当仪器记录血压。在一侧股静脉内插入静脉插管，供注射药液用。试验中应注意保持动物体温。全部手术完毕后，将测压计调节到与动物血压相当的高度(一般为 13.3～20.0 kPa)，开启动脉夹，待血压稳定后方可进行药液注射。各次注射速度应基本相同，每次注射后立即注入一定量的氯化钠注射液，每次注射应在前一次反应恢复稳定以后进行，且相邻两次注射的间隔时间应尽量保持一致。

自静脉依次注入上述对照品稀释液，剂量按动物体重每 1 kg 注射组胺 0.05 μg、0.1 μg 及 0.15 μg，重复 2～3 次，如 0.1 μg 剂量所致的血压下降值均不小于 2.67 kPa，同时相应各剂量所致反应的平均值有差别，可认为该动物的灵敏度符合要求。

取对照品稀释液按动物体重每 1 kg 注射组胺 0.1 μg 的剂量(d_S)，供试品溶液按品种项下规定的剂量(d_T)，按下列次序注射一组 4 个剂量：d_S、d_T、d_T、d_S。然后以第一与第三、第二与第四剂量所致的反应分别比较，如 d_T 所致的反应值均不大于 d_S 所致反应值的一半，则判定供试品的降压物质检查符合规定；否则应按上述次序继续注射一组 4 个剂量，并按相同方法分别比较两组内各对 d_S、d_T 剂量所致的反应值。如 d_T 所致的反应值均不大于 d_S 所致的反应值，则判定供试品的降压物质检查符合规定；如 d_T 所致的反应值均大于 d_S 所致的反应值，则判定供试品的降压物质检查不符合规定；否则应另取动物复试。如复试的结果仍有 d_T 所致的反应值大于 d_S 所致的反应值，则判定供试品的降压物质检查不符合规定。

所用动物经灵敏度检查如仍符合要求，可继续用于降压物质检查。

三、组胺类物质检查法

本法系比较组胺对照品(S)与供试品(T)引起豚鼠离体回肠收缩的程度，以判定供试品中所含组胺类物质的限度是否符合规定。

（一）试验前准备

1. 对照品溶液的制备

精密称取磷酸组胺对照品适量，按组胺计算，加水溶解成每 1 mL 中含 1.0 mg 的溶液，分装于适宜的容器内，4～8 ℃贮存，经验证在确保收缩活性符合要求的条件下，可在 3 个月内使用。

2. 对照品稀释液的制备

试验当日，精密量取组胺对照品溶液适量，用氯化钠注射液按高、低剂量组(d_{S2}、d_{S1} 配成两种浓度的稀释液，高剂量 d_{S2} 应不致使回肠收缩达到极限，低剂量 d_{S1} 所致反应值约为高剂量的一半，调节剂量使反应可以重复出现。一般组胺对照品浴槽中的终浓度为 10^{-9}～10^{-7} g/mL，注入体积一般以 0.2～0.5 mL 为宜，高、低剂量的比值(r)为 1∶0.5 左右。调节剂量使低剂量能引起回肠收缩，高剂量不致使回肠收缩达极限，且高、低剂量所致回肠的收缩应有明显差别。

3. 供试品溶液的配制

按品种项下规定的限值，且供试品溶液与对照品稀释液的注入体积应相等的要求，制备适当浓度的供试品溶液。

4. 供试品组胺溶液的制备

取同一支组胺对照品溶液，按高、低剂量组(d_{S2+T}、d_{S1+T})加供试品溶液配成两种浓度的稀释液，且供试品组胺溶液的高、低剂量(d_{S2+T}、d_{S1+T})应与组胺对照品溶液的高、低剂量(d_{S2}、d_{S1})一致。

5. 回肠肌营养液的制备

(1) A 液：试验当日，取氯化钠 160.0 g、氯化钾 4.0 g、氯化钙(按无水物计算)2.0 g、氯化镁(按无水物计算)1.0 g 与磷酸氢二钠(含 12 个结晶水)0.10 g，加纯化水 700 mL 使溶解，再加入注射用水适量，使成 1 000 mL。

(2) B 液：取硫酸阿托品 0.5 mg、碳酸氢钠 1.0 g、葡萄糖(含 1 个结晶水)0.5 g，加适量注射用水溶解，加 A 液 50.0 mL，混合后加注射用水使成 1 000 mL，调节 pH 至 7.2～7.4。B 液应临用前制备。

（二）检查法

取健康合格的成年豚鼠，雌雄均可，雌者应无孕，体重 250～350 g，禁食 24 h，迅速处死，立即剖腹取出回肠一段(选用远端肠段,该段最敏感),仔细分离肠系膜,注意避免因牵拉使回肠受损,剪取适当长度,用注射器抽取回肠肌营养B液,小心冲洗去除肠段的内容物。将肠段下端固定于离体器官恒温水浴装置的浴槽底部,上端用线与记录装置相连;浴槽中事先放入一定量的回肠肌营养B液(10～30 mL),连续通入95% O_2 和5% CO_2 的混合气体,维持恒温(34～36 ℃),用适当方法记录该回肠收缩幅度。如果使用杠杆,其长度应能使肠段的收缩放大约20倍。选择1 g左右的预负荷,可根据其灵敏度加以调节。回肠放入浴槽后,静置15～30 min,方可开始注入药液。每次注入药液前,要用回肠肌营养B液冲洗浴槽2～3次。相邻两次给药的间隔时间应一致(约2 min),每次给药前应在前一次反应恢复稳定后进行。

在上述高、低剂量范围内选定对照品稀释液的剂量(d_{S2}、d_{S1})和供试品溶液按品种项下规定的剂量(d_T),照下列次序准确注入浴槽6个剂量:d_{S2}、d_{S1}、d_T、d_T、d_{S1}、d_{S2}。如 d_{S2} 所致反应值大于 d_{S1} 所致反应值并且可重复,判定试验有效。如供试品溶液引起回肠收缩,分别将第二个剂量 d_{S1} 与第四个剂量 d_T、第五个剂量 d_{S1} 与第三个剂量 d_T 所致反应值进行比较,若 d_T 所致反应值均不大于 d_{S1} 所致反应值,即判定供试品组胺类物质检查符合规定;若 d_T 所致反应值均大于 d_{S1} 所致反应值,即判定供试品组胺类物质检查不符合规定;否则应另取动物按初试方法进行复试。复试结果若 d_T 所致反应值均不大于 d_{S1} 所致反应值,即判定供试品组胺类物质检查符合规定;只要一个 d_T 所致反应值大于 d_{S1} 所致反应值,即判定供试品组胺类物质检查不符合规定。如供试品不引起回肠收缩,应按下列次序准确注入 d_{S2}、d_{S1+T}、d_{S2+T}、d_{S1},重复一次,若供试品组胺溶液高、低剂量(d_{S2+T}、d_{S1+T})产生的收缩与对应组胺对照液高、低剂量(d_{S2}、d_{S1})的收缩反应基本一致,可判定供试品组胺类物质检查符合规定;若供试品组胺溶液产生的收缩与对应组胺对照液高、低剂量的收缩不相符,即减少或无收缩,或不能重复出现,则此试验结果无效,应另取动物重试。组胺类物质检查不能得到有效结果时,可进行供试品的降压物质检查。

四、过敏反应检查

本法系将一定量的供试品溶液注入豚鼠体内,间隔一定时间后静脉注射供试品溶液进行激发,观察动物出现过敏反应的情况,以判定供试品是否引起动物全身过敏反应的一种检查方法。

供试用的豚鼠应健康合格,体重250～350 g,雌鼠应无孕。在试验前和试验过程中,均应按正常饲养条件饲养。做过本试验的豚鼠不得重复使用。

(一)试验前准备

供试品溶液的制备:除另有规定外,按品种项下规定的浓度制成供试品溶液。

(二)检查法

除另有规定外,取上述豚鼠6只,隔日每只每次腹腔或适宜的途径注射供试品溶液0.5 mL,共3次,进行致敏。每日观察每只动物的行为和体征,首次致敏和激发前称量并记录每只动物的体重。然后将其均分为2组,每组3只,分别在首次注射后第14天和第21天,由静脉注射供试品溶液1 mL进行激发。观察激发后30 min内动物有无过敏反应症状。

结果判断:静脉注射供试品溶液30 min内,不得出现过敏反应。如在同一只动物上出现竖毛、发抖、干呕、连续喷嚏3声、连续咳嗽3声、紫癜、呼吸困难等现象中的2种或2种以上，或出现二便失禁、步态不稳或倒地、抽搐、休克、死亡现象之一者，判定供试品不符合规定。

五、溶血与凝聚检查法

本法系将一定量供试品与2%的家兔红细胞混悬液混合，温育一定时间后，观察其对红细胞状态是否产生影响的一种检查方法。

（一）试验前准备

1. 2%红细胞混悬液的制备

取健康家兔血液，放入含玻璃珠的锥形瓶中振摇10 min，或用玻璃棒搅动血液，以除去纤维蛋白原，使成脱纤血液。加入0.9%氯化钠溶液约10倍量，摇匀，每分钟1 000～1 500转离心15 min，除去上清液，沉淀的红细胞再用0.9%氯化钠溶液按上述方法洗涤2～3次，至上清液不显红色为止。将所得红细胞用0.9%氯化钠溶液制成2%的混悬液，供试验用。

2. 供试品溶液的制备

除另有规定外，按品种项下规定的浓度制成供试品溶液。

（二）检查法

取洁净玻璃试管5只并编号，1、2号管为供试品管，3号管为阴性对照管，4号管为阳性对照管，5号管为供试品对照管。按表4-1所示依次加入2%红细胞悬液、0.9%氯化钠溶液和纯化水，混匀后立即置37 ℃±0.5 ℃的恒温箱中进行温育。3 h后观察溶血和凝聚反应。

表4-1　各试管所加溶液

试管编号	1、2	3	4	5
20%红细胞悬液/mL	2.5	2.5	2.5	
0.9%氯化钠溶液/mL	2.5	2.5		4.7
纯化水/mL			2.5	
供试品溶液/mL	0.3			0.3

如试管中的溶液呈澄明红色，管底无细胞残留或有少量红细胞残留，表明有溶血发生；如红细胞全部下沉，上清液无色澄明，或上清液虽有色澄明但1、2号管和5号管肉眼观察无明显差异，则表明无溶血发生。

若溶液中有棕红色或红棕色絮状沉淀，轻轻倒转3次仍不分散，表明可能有红细胞凝聚发生，应进一步置显微镜下观察。

结果判断：当阴性对照管无溶血和凝聚发生，阳性对照管有溶血发生，若2支供试品管中的溶液在3 h内均不发生溶血和凝聚，判定供试品符合规定；若有1支供试品管的溶液在3 h内发生溶血和(或)凝聚，应设4支供试品管进行复试，其供试品管的溶液在3 h内均不得发生溶血和(或)凝聚；否则判定供试品不符合规定。

目标检测

一、单项选择题

1. 静脉用注射剂，均应设细菌内毒素（或热原）检查项。其中化学药品注射剂一般首选检查项为 （ ）

A. 细菌内毒素　　B. 热原检查项

C. 无菌检查项　　D. 微生物总数检查项

2. 给予动物一定剂量的供试品溶液，在规定时间内观察动物出现的异常反应或死亡情况，检查供试品是否受外源性毒性物质污染以及是否存在意外的不安全因素，为______检查法 （ ）

A. 降压物质　　B. 组胺类物质

C. 过敏反应　　D. 异常毒性

3. 降压物质检查是比较组胺对照品（S）与供试品（T）引起麻醉______血压下降的程度，以判定供试品中所含降压物质的限度是否符合规定 （ ）

A. 猫　　B. 大白鼠

C. 狗　　D. 兔子

二、多项选择题

1. 注射剂安全性检查包括______及溶血与凝聚等项 （ ）

A. 异常毒性　　B. 细菌内毒素（或热原）

C. 降压物质（包括组胺类物质）　　D. 过敏反应

2. 降压物质检查法中，以下操作正确的是 （ ）

A. 取健康合格、体重 2 kg 以上的猫

B. 雌者应无孕

C. 用适宜的麻醉剂（如巴比妥类）麻醉

D. 固定于保温手术台上，分离气管，必要时插入插管以使呼吸畅通，或可进行人工呼吸

三、简答题

简述异常毒性检查方法。

项目五　抗生素效价的微生物检定

典型岗位工作任务

1. 链霉素效价的微生物检定
2. 庆大霉素效价的微生物检定

基础知识

一、抗生素概述

1. 抗生素的定义

抗生素是生物(包括微生物、植物、动物在内)在其生命活动中产生的(或并用化学、生物或生化方法衍生的),能在低微浓度下有选择地抑制或影响他种生物机能的化学物质的总称。

2. 抗生素的特点

(1) 结构组成复杂:经过微生物发酵、化学纯化、精制、化学修饰等过程,最后制成制剂。

(2) 化学纯度低:同系物多,异构体多,降解物多。发酵过程不易控制。生产工艺复杂,易受污染。分子结构大多不稳定,降解后疗效下降、失效或增加毒副作用。活性产物易发生变异。

(3) 稳定性差:抗生素分子结构中通常含有活泼基团(往往是抗生素的活性中心)。

抗生素以上这些特点还会随着工艺路线的改进、生产菌种的变异、培养基原料和培养条件的改变而发生相应的变化,所以必须对抗生素的有效成分加以检定。

二、抗生素的效价和单位

1. 抗菌活性

抗菌活性是指抗菌药物抑制或杀死病原微生物的能力。抗生素的抗菌活性通常用效价单位来表示,即抗菌效价指抗生素药物的作用强度。在临床应用中,抗生素的效价可准确地反映抗生素的医疗价值,以"单位(U 或 IU)"表示。

硫酸链霉素	798 U/mg
青霉素 G 钠	1 670 U/mg
杆菌肽	74 U/mg

抗生素的活性高低用效价和单位来表示。有时效价和单位不加区别,统称为效价单位。

2. 抗生素的效价

效价是衡量抗生素中有效成分的效力的相对标准,是指供试品的实际单位数与其标示量的比值,经常表示为效价的百分数。

3. 抗生素的单位(U)

单位是衡量抗生素有效成分的效力的具体尺度。

4. 抗生素效价单位的表示方法

抗生素效价的标示量原则上应按所含特定的抗菌活性部分的重量来计算。在应用中，抗生素类药物有效成分的表示方法是按照各种抗生素的特点及使用经验，采用符合客观实际的效价单位表示。常用的抗生素效价单位有以下几种。

(1) 质量单位：质量单位以抗生素中所含特定的抗菌活性部分(纯游离碱或游离酸)的质量 1 μg 作为 1 U，即 1 mg=1 000 U。碱性抗生素以纯碱的量作为有效部分的量，酸性抗生素以纯酸的量作为有效部分的量。

(2) 类似质量单位：类似质量单位以特定的纯抗生素制品盐的质量 1 μg 作为 1 U，即 1 mg=1 000 U，其中包括无抗菌活性的酸根在内。这种类似质量单位，虽然并不合理，但在国际上已经习惯沿用。

(3) 质量折算单位：质量折算单位是以特定的纯抗生素制品的某一质量为 1 U 而加以折算。

例如：第一批青霉素国际标准品，青霉素 G 钠 0.6 μg 为 1 U，即 1 667 U/mg；第二批青霉素国际标准品，青霉素 G 钠 0.598 8 μg 为 1 U，即 1 670 U/mg。

(4) 特定单位：特定单位是指对于不易得到纯品、组成成分较复杂的抗生素，在开始生产及临床使用时，只能以一个特定量的标准品(或对照品)作为 1 U。

例如：第一批杆菌肽 A 国际标准品为 55 U/mg；第二批杆菌肽 A 国际标准品为 74 U/mg。

三、抗生素微生物检定用标准品和供试品

1. 标准品

标准品是指用于生物检定、抗生素或生化药品中含量或效价测定的标准物质，按效价单位(或 μg)计，以国际标准品进行标定。

标准品分为国际标准品、国家标准品和工作标准品。

(1) 国际标准品：经国际协议，每 1 mg 标准品中含有一定的单位，其单位称为国际单位(IU)。

(2) 国家标准品：各国指定的机构选定一批性质完全相同的药品与国际标准品进行比较，定出它的效价，统一向全国的检定科研、教育、生产单位分发，用于检定产品效价。

(3) 工作标准品：由产品的生产、研制单位自己制备，仅供内部使用。

2. 供试品

供试品是供检定其效价的样品，它的活性组分应与标准品基本相同。须用各品种项下规定的溶剂溶解，再按估计效价或标示量稀释至与标准品相当的浓度。

四、抗生素效价微生物检定环境

《中国药典》(2025 年版)四部通则 9203“药品微生物实验室质量管理指导原则”指出：操作间一般为半无菌间，装有紫外灯，光线明亮，室温控制在 20～25 ℃，有固定的效价检定操作台，台面要求水平、防震。该操作间应与稀释抗生素溶液的工作室隔离，以防止空气、地面

污染抗生素。

五、抗生素微生物检定法

(一) 抗生素微生物检定法定义

本法系在适宜条件下,根据量反应平行线原理设计,通过检测抗生素对微生物的抑制作用,计算抗生素活性(效价)的方法。

测定结果经计算所得的效价,如低于估计效价的 90%或高于估计效价的 110%,应调整其估计效价,重新试验。

除另有规定外,本法的可信限率不得大于 5%。

(二) 检定原理

量反应平行线原理:因标准品和供试品为同种抗生素,在相同试验条件下,标准品溶液和供试品溶液对试验菌所得的量反应曲线在一定剂量范围内互相平行。

(三) 抗生素微生物检定法分类

依据试验设计原理的不同,《中国药典》(2025 年版)中的抗生素微生物检定法包括两种,即管碟法和浊度法。

【管碟法】

本法系利用抗生素在琼脂培养基内的扩散作用,比较标准品与供试品两者对接种的试验菌产生抑菌圈的大小,以测定供试品效价的一种方法。

1. 检定原理

通过将不锈钢小管(俗称为牛津杯)放置在含敏感试验菌的琼脂培养基上,将抗生素溶液注入小钢管中,抗生素分子随溶剂向培养基内呈球面状放射状扩散。同时将培养基置入适宜试验菌生长的培养箱内,使试验菌开始生长。抗生素分子在琼脂培养基中的浓度随与小钢管间距离的增大而降低,离小钢管越远,培养基中的抗生素分子越少,相应的抗生素浓度越低。当抗生素分子扩散达到一定时间,可在小钢管周围形成一个抑菌圈。

2. 试验菌

菌悬液按照《中国药典》(2025 年版)中的方法制备。

(1) 枯草芽孢杆菌(*Bacillus subtilis*)悬液:取枯草芽孢杆菌〔CMCC(B)63501〕的营养琼脂斜面培养物,接种于盛有营养琼脂培养基的培养瓶中,在 35～37 ℃条件下培养 7 d,用革兰染色法涂片镜检,应有芽孢 85%以上。用灭菌水将芽孢洗下,在 65 ℃加热 30 min,备用。

(2) 短小芽孢杆菌(*Bacillus pumilus*)悬液:取短小芽孢杆菌〔CMCC(B)63202〕的营养琼脂斜面培养物,照上述方法制备。

(3) 金黄色葡萄球菌(*Staphylococcus aureus*)悬液:取金黄色葡萄球菌〔CMCC(B)26003〕或〔ATCC 29213〕的营养琼脂斜面培养物,接种于营养琼脂斜面上,在 35～37 ℃条件下培养 20～22 h。临用时,用灭菌水或 0.9%灭菌氯化钠溶液将菌苔洗下,备用。

(4) 藤黄微球菌(*Micrococcus luteus*)悬液:取藤黄微球菌〔CMCC(B)28001〕的营养琼脂斜面培养物,接种于盛有营养琼脂培养基的培养瓶中,在 26～27 ℃条件下培养 24 h,或采用适当方法制备的菌斜面,用培养基Ⅲ或 0.9%灭菌氯化钠溶液将菌苔洗下,备用。

(5) 大肠埃希菌(*Escherichia coli*)悬液:取大肠埃希菌〔CMCC(B)44103〕的营养琼脂斜面培养物,接种于营养琼脂斜面上,在 35～37 ℃条件下培养 20～22 h。临用时,用灭菌水将菌苔洗下,备用。

(6) 啤酒酵母菌(*Saccharomyces cerevisiae*)悬液:取啤酒酵母菌〔ATCC 9763〕的Ⅴ号培养基琼脂斜面培养物,接种于Ⅳ号培养基琼脂斜面上,在 32～35 ℃条件下培养 24 h,用灭菌水将菌苔洗下至含有灭菌玻璃珠的试管中,振摇均匀,备用。

(7) 肺炎克雷伯菌(*Klebsiella pneumoniae*)悬液:取肺炎克雷伯菌〔CMCC(B)46117〕的营养琼脂斜面培养物,接种于营养琼脂斜面上,在 35～37 ℃条件下培养 20～22 h。临用时,用灭菌水将菌苔洗下,备用。

(8) 支气管炎博德特菌(*Bordetella bronchiseptica*)悬液:取支气管炎博德特菌〔CMCC(B)58403〕的营养琼脂斜面培养物,接种于营养琼脂斜面上,在 32～35 ℃条件下培养 24 h。临用时,用灭菌水将菌苔洗下,备用。

3. 检定法

(1) 二剂量法:取制备的双碟不得少于 4 个,在每 1 双碟中对角的 2 个不锈钢小管中分别滴装高浓度及低浓度的标准品溶液,其余 2 个小管中分别滴装相应的高、低两种浓度的供试品溶液;高、低浓度的剂距为 2∶1 或 4∶1。在规定条件下培养后,测量各个抑菌圈直径(或面积),按照生物检定统计法(通则 1431)中的(2.2)法进行可靠性测验及效价计算。

(2) 三剂量法:取制备的双碟不得少于 6 个,在每 1 双碟中间隔的 3 个不锈钢小管中分别滴装高浓度、中浓度及低浓度的标准品溶液,其余 3 个小管中分别滴装相应的高、中、低三种浓度的供试品溶液;高、低浓度的剂距为 1∶0.8。在规定条件下培养后,测量各个抑菌圈直径(或面积),按照生物检定统计法(通则 1431)中的(3.3)法进行可靠性测验及效价计算。

4. 检定的影响因素

(1) 抑菌圈质量的控制:①抑菌圈的形状;②抑菌圈的大小;③抑菌圈边缘的清晰度。

(2) 标准品与供试品的同质性。

(3) 斜率的控制。

(4) 直线截距的控制。

【浊度法】

本法系利用抗生素在液体培养基中对试验菌生长的抑制作用,通过测定培养后细菌浊度值的大小,比较标准品与供试品对试验菌生长抑制的程度,以测定供试品效价的一种方法。

1. 检定原理

分别加入抗生素标准品和供试品到已接种有试验菌的培养基中,因不同浓度的抗生素对试验菌的抑制作用不同,在一定时间内通过测量培养基内试验菌浓度(浊度)变化就可确定供试品的效价。

2. 试验菌

菌悬液按照《中国药典》(2025 年版)中的方法制备。

(1) 金黄色葡萄球菌(*Staphylococcus aureus*)悬液:取金黄色葡萄球菌〔CMCC(B)26003〕的营养琼脂斜面培养物,接种于营养琼脂斜面上,在 35～37 ℃条件下培养 20～22 h。临用时,用灭菌水或 0.9%灭菌氯化钠溶液将菌苔洗下,备用。

(2) 大肠埃希菌(*Escherichia coli*)悬液:取大肠埃希菌〔CMCC(B)44103〕的营养琼脂斜

面培养物，接种于营养琼脂斜面上，在35～37℃条件下培养20～22 h。临用时，用灭菌水将菌苔洗下，备用。

(3) 白色念珠菌(*Candida albicans*)悬液：取白色念珠菌〔CMCC(F)98001〕的改良马丁琼脂斜面的新鲜培养物，接种于10 mL培养基Ⅸ中，置于35～37℃条件下培养8 h，再用培养基Ⅸ稀释至适宜浓度，备用。

3. 检定法

(1) 标准曲线法：除另有规定外，取大小适宜、厚度均匀的已灭菌试管，在各品种项下规定的剂量-反应线性范围内，以线性浓度范围的中间值作为中间浓度，标准品溶液选择5个剂量，剂量间的比例应适宜(通常为1∶1.25或更小)，供试品根据估计效价或标示量溶液选择中间剂量，每一剂量不少于3个试管。在各试验管内精密加入含试验菌的液体培养基9.0 mL，再分别精密加入各浓度的标准品或供试品溶液各1.0 mL，立即混匀，按随机区组分配将各管在规定条件下培养至适宜测量的浊度值(通常约为4 h)，在线测定或取出立即加入甲醛溶液(1→3)0.5 mL以终止微生物生长，在530 nm或580 nm波长处测定各管的吸光度。同时另取2支试管各加入药品稀释剂1.0 mL，再分别加入含试验菌的液体培养基9.0 mL，其中一支试管与上述各管同法操作作为细菌生长情况的阳性对照，另一支试管立即加入甲醛溶液0.5 mL，混匀，作为吸光度测定的空白液。按照标准曲线法进行可靠性检验和效价计算。

(2) 二剂量法或三剂量法：除另有规定外，取大小一致的已灭菌的试管，在各品种项下规定的剂量-反应线性范围内，选择适宜的高、低(或高、中、低)浓度，分别精密加入各浓度的标准品和供试品溶液各1.0 mL，二剂量的剂距为2∶1或4∶1，三剂量的剂距为1∶0.8。同标准曲线法操作，每一浓度组不少于4个试管，按随机区组分配将各试管在规定条件下培养。按照生物检定统计法(通则1431)中的(2.2)法和(3.3)法进行可靠性测验及效价计算。

检验项目一

链霉素效价的微生物检定(二剂量法)

查阅《中国药典》(2025年版)四部通则1201“抗生素微生物检定法”，抗生素微生物检定试验设计见表5-1。

表5-1　抗生素微生物检定试验设计表(药典查阅)

抗生素类别	试验菌	培养基		灭菌缓冲液 pH	抗生素浓度范围 单位/mL	培养条件	
		编号	pH			温度/℃	时间/h
链霉素	枯草芽孢杆菌〔CMCC(B)63501〕	Ⅰ	7.8～8.0	7.8	0.6～1.6	35～37	14～16

一、培养基及其制备方法

培养基Ⅰ

胨 5 g　　琼脂 15～20 g

牛肉浸出粉 3 g　　　　　　水 1 000 mL
磷酸氢二钾 3 g

除琼脂外，混合上述成分，调节 pH，使其比最终的 pH 略高 0.2～0.4，加入琼脂，加热溶化后滤过，调节 pH，使灭菌后 pH 为 7.8～8.0 或 6.5～6.6，在 115 ℃灭菌 30 min。

培养基可以采用相同成分的干燥培养基代替。临用时，按照使用说明配制和灭菌，备用。

二、灭菌缓冲液的制备

磷酸盐缓冲液(pH 7.8)：取磷酸氢二钾 5.59 g 与磷酸二氢钾 0.41 g，加水至 1 000 mL，滤过，在 115 ℃灭菌 30 min 即得。

三、菌悬液的制备

枯草芽孢杆菌(*Bacillus subtilis*)悬液：取枯草芽孢杆菌〔CMCC(B)63501〕的营养琼脂斜面培养物，接种于盛有营养琼脂培养基的培养瓶中，在 35～37 ℃条件下培养 7 d，用革兰染色法涂片镜检，应有芽孢 85%以上。用灭菌水将芽孢洗下，在 65 ℃加热 30 min，备用。

四、标准品溶液的制备

查阅《中国药典》(2025 年版)四部通则 1201“抗生素微生物检定法”。

准确称取链霉素标准品(表 5－2)30 mg 左右，溶解在一定量的灭菌蒸馏水中，然后用 pH 7.8 的磷酸盐缓冲液分 2～3 步稀释，最终制成高剂量 S_H 为 1.4 U/mL、低剂量 S_L 为 0.7 U/mL 的两种链霉素溶液。

表 5－2　抗生素标准品品种与理论值(药典查阅)

标准品品种	标准品分子式或品名	理论计算值/(U/mg)
链霉素	$(C_{21}H_{39}N_7O_{12})_2 \cdot 3H_2SO_4$	798.3

注：标准品的使用和保存，应按照标准品说明书的规定进行。临用时按照表 5－1、表 5－2 的规定进行稀释。

五、供试品溶液的制备

查阅《中国药典》(2025 年版)四部通则 1201“抗生素微生物检定法”。

精密称(或量)取供试品适量，用各品种项下规定的溶剂溶解后，再按估计效价或标示量照表 5－1 的规定稀释至与标准品相当的浓度。

按链霉素样品的标示效价或原料药的估计效价，精密称(或量)取供试品适量，先用灭菌蒸馏水溶解或稀释，再用 pH 7.8 的磷酸盐缓冲液分 2～3 步稀释，最终制成高剂量 T_H 为 1.4 U/mL、低剂量 T_L 为 0.7 U/mL 的两种链霉素样品溶液。

六、双碟的制备

(1) 底层培养基制备：取直径约 90 mm、高 16～17 mm 的平底双碟，用灭菌吸管分别注入加热熔化的培养基(表 5－1)20 mL，使其在碟底内均匀摊布，放置水平台上凝固，作为底层。

(2) 含菌层制备：另取培养基适量加热熔化后，放冷至 48～50 ℃(芽孢可至 60 ℃)，加入规定的试验菌悬液适量(以能得清晰的抑菌圈为度，二剂量法标准品溶液的高浓度所致的抑菌圈直径在 18～22 mm)，摇匀，在每一双碟中分别加入 5 mL 试验菌悬液，使其在底层上均匀摊布，作为菌层。盖上陶瓦圆盖，放置在水平台上冷却。

(3) 菌层凝固后，用灭菌镊子或者钢管放置器在每一双碟中以等距离均匀安置不锈钢小管(内径为 6.0 mm±0.1 mm，高为 10.0 mm±0.1 mm，外径为 7.8 mm±0.1 mm)4 个(二剂量法)，各个小钢管下落的高度应一致，盖上陶瓦圆盖，双碟静置，备用。

七、检定方法

二剂量法：取按上述方法制备的双碟不得少于 4 个，在每一双碟中对角的 2 个不锈钢小管中分别滴装高剂量 S_H 为 1.4 U/mL、低剂量 S_L 为 0.7 U/mL 的标准品溶液，其余 2 个小管中分别滴装相应的高、低两种浓度的供试品溶液(T_H、T_L)；高、低浓度的剂距为 2∶1 或 4∶1。滴加完毕，用陶瓦圆盖覆盖，水平移入培养箱中间位置，于 35～37 ℃条件下培养 14～16 h。

测量、记录：培养 14～16 h 后，取出双碟，打开陶瓦圆盖，将小钢管取出，放入消毒液中换玻璃盖。检查抑菌圈是否圆整，若破圈或抑菌圈不圆整，应弃之。测量每个抑菌圈的直径(或面积)，数值保留至小数点后 2 位。按生物检定统计法(通则 1431)中的(2.2)法进行可靠性测验及效价计算。

检验 项目二

硫酸庆大霉素注射液效价的微生物检定(标准曲线法)

查阅《中国药典》(2025 年版)四部通则 1201“抗生素微生物检定法”，抗生素微生物检定浊度法试验设计见表 5-3。

表 5-3　抗生素微生物检定浊度法试验设计表(药典查阅)

抗生素类别	试验菌	培养基		灭菌缓冲液 pH	抗生素浓度范围 单位/mL	培养条件	
		编号	pH			温度/℃	时间/h
庆大霉素	金黄色葡萄球菌〔CMCC(B)26003〕	Ⅲ	7.0～7.2	7.8	0.15～1.0	35～37	20～22

一、培养基及其制备方法

培养基Ⅲ

胨 5 g

牛肉浸出粉 1.5 g

酵母浸出粉 3 g

氯化钠 3.5 g

磷酸氢二钾 3.68 g

磷酸二氢钾 1.32 g

葡萄糖 1 g

水 1 000 mL

除葡萄糖外，混合上述成分，加热溶化后滤过，加葡萄糖溶解后摇匀，调节 pH，使灭菌后 pH 为 7.0～7.2，在 115 ℃灭菌 30 min。

培养基可以采用相同成分的干燥培养基代替。临用时，按照使用说明配制和灭菌，备用。

二、灭菌缓冲液的制备

磷酸盐缓冲液(pH 7.8)：取磷酸氢二钾 5.59 g 与磷酸二氢钾 0.41 g，加水至 1 000 mL，滤过，在 115 ℃灭菌 30 min 即得。

三、菌悬液的制备

金黄色葡萄球菌(*Staphylococcus aureus*)悬液：取金黄色葡萄球菌〔CMCC(B)26003〕的营养琼脂斜面培养物，接种于营养琼脂斜面上，在 35～37 ℃条件下培养 20～22 h。临用时，用灭菌水或 0.9%灭菌氯化钠溶液将菌苔洗下，备用。

四、标准品溶液的制备

标准品的使用和保存，应按标准品说明书的规定进行。临用时按照表 5-3、表 5-4 的规定进行稀释。具体操作如下。

表 5-4　抗生素标准品品种与理论值(药典查阅)

标准品品种	标准品分子式或品名	理论计算值 U/mg
庆大霉素	硫酸庆大霉素	590

(1) 称量：要求同管碟法。

(2) 稀释：标准品与供试品溶液的稀释应采用容量瓶，每步稀释，取样量不得少于 2 mL，稀释步骤一般不超过 3 步。

(3) 标准品溶液：按《中国药典》(2025 年版)中各品种含量测定项下要求，制成一定浓度的标准品贮备液。在各品种项下规定的剂量-反应线性范围内，以线性浓度范围的中间值作为中间浓度，标准品溶液选择 5 个剂量，剂量间的比例应适宜(通常为 1∶1.25 或更小)。

五、供试品溶液的制备

精密称(或量)取供试品适量，用表 5-3 规定的溶剂溶解后，再按估计效价或标示量照表 5-3 的规定稀释至与标准品相当的浓度。

按标准品溶液制备方法，选择中间浓度，并选择至少 2 个剂量，每一剂量不少于 3 个试管。

六、含试验菌液体培养基的制备

临用前，取规定的试验菌悬液适量(在 35～37 ℃条件下培养 3～4 h 后测定的吸光度在 0.3～0.7 之间，且剂距为 2 的相邻剂量间的吸光度差值不小于 0.1)，加入各规定的液体培养基中，混合，使在试验条件下能得到满意的剂量-反应关系和适宜的测定浊度。

已接种试验菌的液体培养基应立即使用。

七、检定方法

（一）标准曲线法（除另有规定外）

（1）取大小适宜、厚度均匀的已灭菌试管，在各试管内精密加入含试验菌的液体培养基9.0 mL，再分别精密加入各浓度的标准品或供试品溶液各1.0 mL，立即混匀，按随机区组分配将各管在规定条件下培养至适宜测量的浊度值（通常约为4 h）。

（2）同时另取2支试管各加入药品稀释剂1.0 mL，再分别加入含试验菌的液体培养基9.0 mL，其中一支试管与上述各管同法操作作为细菌生长情况的阳性对照，另一支试管立即加入甲醛溶液0.5 mL，混匀，作为吸光度测定的空白液。按标准曲线法进行可靠性检验和效价计算。

（3）在线测定或取出立即加入甲醛溶液（1→3）0.5 mL以终止微生物生长，在530 nm或580 nm波长处测定各管的吸光度。

（二）抗生素微生物检定法标准曲线法的计算及统计学检验

1. 标准曲线的计算

将标准品的各浓度lg值及相对应的吸光度列成表5-5。

表5-5　抗生素标准品浓度lg值与吸光度（药典查阅）

组数	抗生素浓度lg值	吸光度
1	x_1	y_1
2	x_2	y_2
3	x_3	y_3
4	x_4	y_4
…	…	…
n	x_n	y_n
平均值	$\overline{x}$	$\overline{y}$

按公式（5-1）和（5-2）分别计算标准曲线的直线回归系数（斜率）b和截距a，从而得到相应标准曲线的直线回归方程（5-3）。

回归系数：
$$b=\frac{\sum(x_i-\overline{x})(y_i-\overline{y})}{\sum(x_i-\overline{x})^2}=\frac{\sum x_iy_i-\overline{x}\sum y_i}{\sum x_i^2-\overline{x}\sum x_i} \quad (5-1)$$

截距：
$$a=\overline{y}-b\overline{x} \quad (5-2)$$

直线回归方程：
$$Y=bX+a \quad (5-3)$$

2. 回归系数的显著性测验

判断回归得到的方程是否成立，即X、Y是否存在着回归关系，可采用t检验。

假设H_0:$b=0$。在假设H_0成立的条件下，按公式（5-4）至（5-6）计算t值。

估计标准差：

$$S_{Y,X}=\sqrt{\frac{\sum(y_i-Y)^2}{n-2}} \tag{5-4}$$

回归系数标准误：

$$S_b=\frac{S_{Y,X}}{\sqrt{\sum(x_i-\overline{x})^2}} \tag{5-5}$$

$$t=\frac{b-0}{S_b} \tag{5-6}$$

式中，y_i 为标准品的实际吸光度；

Y 为估计吸光度[由标准曲线的直线回归方程(5－3)计算得到]；

$\overline{y}$ 为标准品实际吸光度的均值；

x_i 为抗生素标准品实际浓度 lg 值；

$\overline{x}$ 为抗生素标准品实际浓度 lg 值的均值。

对于相应自由度($2n-4$)给定的显著性水平 a(通常 $a=0.05$)，查表得 $t_{a/2(n-2)}$，若 $|t|>t_{a/2(n-2)}$，则拒绝 H_0，认为回归效果显著，即 X、Y 具有直线回归关系；若 $|t|\leqslant t_{a/2(n-2)}$，则接受 H_0，认为回归效果不显著，即 X、Y 不具有直线回归关系。

3. 测定结果的计算及可信限率估计

(1) 抗生素浓度 lg 值的计算：当回归系数具有显著意义时，测得供试品吸光度的均值后，根据标准曲线的直线回归方程(5－3)，按方程(5－7)计算抗生素的浓度 lg 值。

抗生素的浓度 lg 值：

$$X_0=\frac{Y_0-a}{b} \tag{5-7}$$

(2) 抗生素浓度(或数学转换值)可信限的计算：按公式(5－4)和(5－8)计算得到的抗生素浓度 lg 值在 95%置信水平($a=0.05$)的可信限。

X_0 的可信限：

$$FL=X_0\pm t_{a/2(n-2)}\cdot\frac{S_{Y,X}}{|b|}\cdot\sqrt{\frac{1}{m}+\frac{1}{n}+\frac{(X_0-\overline{x})^2}{\sum x_i^2-\overline{x}\sum x_i}} \tag{5-8}$$

式中，n 为标准品的浓度数乘以平行测定数；

m 为供试品的平行测定数；

X_0 为根据线性方程计算得到的抗生素的浓度 lg 值；

Y_0 为抗生素供试品吸光度的均值。

(3) 可信限率的计算：按公式(5－9)计算得到的抗生素浓度(或数学转换值)的可信限率。

$$FL\%=\frac{X_{0高限}-X_{0低限}}{2X_0}\times100\% \tag{5-9}$$

式中，X_0 应以浓度为单位。

其可信限率除另有规定外,应不大于5%。

(4) 供试品含量的计算:将计算得到的抗生素浓度(将lg值转换为浓度)再乘以供试品的稀释度,即得供试品中抗生素的量。

目标检测

一、单项选择题

1. 抗生素效价的测定,目前应用最多的方法是 ( )

A. 生物学法　B. 物理化学法
C. 家兔法　D. 色谱分析法

2. 抗生素的微生物检定法中制备双碟时菌层培养基的加入量为 ________ mL ( )

A. 20　B. 5　C. 10　D. 15

3. 抗生素效价测定正确的步骤是 ( )

A. 实验准备→倒底层→倒菌层→恒温培养→加小钢管→滴加药液
B. 实验准备→倒菌层→倒底层→滴加药液→加小钢管→恒温培养
C. 实验准备→倒底层→倒菌层→加小钢管→滴加药液→恒温培养
D. 实验准备→倒菌层→倒底层→加小钢管→滴加药液→恒温培养

4. 抗生素的微生物检定法中制备双碟时底层培养基的加入量为 ________ mL ( )

A. 20　B. 5　C. 10　D. 15

5. 下列关于管碟法的特点叙述不正确的是 ( )

A. 操作烦琐　B. 专属性差
C. 样品用量少　D. 灵敏度高

6. 下列哪个不是影响抗生素测定的因素 ( )

A. 抑菌圈的大小　B. 抑菌圈的形状
C. 高、低剂量供试液滴加的顺序　D. 标准品与供试品的同质性

7. 除另有规定外,抗生素微生物检定法的可信限率不得大于 ________ % ( )

A. 10　B. 15　C. 5　D. 9

8. 从冷藏箱中取出菌种斜面后,应在室温放置约 ________ min,待温度平衡后再移入接种室或超净工作台 ( )

A. 20　B. 15　C. 25　D. 30

二、多项选择题

1. 下列关于微生物检定法测定抗生素效价叙述正确的是 ( )

A. 供试品用量多　B. 方法灵敏度低
C. 方法灵敏度高　D. 步骤繁多、费时

2. 管碟法测定抗生素效价有 ( )

A. 一剂量法　B. 二剂量法
C. 三剂量法　D. 四剂量法

3. 属于抗生素微生物检定法分类的有 ( )

A. 分离法　B. 管碟法　C. 稀释法　D. 浊度法

4. 用生物学方法测定抗生素的效价有下列优点 ( )

A. 能确定抗生素的生物效价

B. 方法灵敏度高，检品用量少

C. 对纯度高和纯度低的检品都适用

D. 对分子结构已知或未知的抗生素均适用

5. 抗生素类药物具有下列特点 ( )

A. 稳定性差 B. 化学纯度低 C. 异构体多 D. 脂溶性小

6. 抗生素活性以效价单位表示，它是指 ( )

A. 每毫升或每克中含有某种抗生素的有效成分的多少

B. 每毫升或每毫克中含有某种抗生素的有效成分的多少

C. 用单位(U)表示

D. 用微克(μg)表示

三、简答题

1. 简述抗生素效价检定二剂量法的基本操作程序。

2. 抗生素效价测定为什么不用玻璃皿盖而用陶瓦圆盖？

3. 在抗生素效价的管碟法测定中，有哪些因素会影响到效价测定的准确性？

项目六 酶类药物的生物活性检定

典型岗位工作任务

胃蛋白酶的活力测定

基础知识

一、酶类药物概述

酶是生物体内一类具有催化活性和特定空间构象的生物大分子,包括蛋白质和核酸等。由于酶具有独特的催化功能,所以在工、农、医、药等方面具有重大实际意义。20 世纪后半叶,现代生物科学和生物工程飞速发展,随着核酸类酶、抗体酶和端粒酶等新酶的研发,以及酶分子修饰、酶固定化和酶在有机介质中的催化作用等酶技术的发展,酶在医药方面的应用不断扩大。20 世纪 60 年代,德迪夫(De Duve)就提出酶类药物是替代治疗遗传缺陷病的一种可行方法。1987 年,第一种重组酶类药物 Activasel 诞生,由美国食品药品监督管理局(FDA)批准,用于治疗由冠状动脉阻塞引起的心脏病,标志着酶类药物新时代的到来。由于生物化学反应主要依赖于催化,很明显酶类药物在血液病、遗传病、灼伤清除、传染性疾病和癌症等治疗方面有广阔的前景。早期酶类药物临床应用以促消化及抗炎为主,近代已扩展至降压、凝血与抗凝血、抗氧化、抗肿瘤等多种用途,其制剂品种已超过 700 种,国内生产品种也从原来的十几种发展到现有的百余种。

酶类药物的主要种类如下。

1. 助消化酶类

胃蛋白酶、胰蛋白酶、胰淀粉酶、胰脂肪酶、脂肪酶、麦芽淀粉酶等。

2. 蛋白水解酶类

糜蛋白酶、溶菌酶、胰 DNA 酶、菠萝蛋白酶、无花果蛋白酶、木瓜蛋白酶、枯草杆菌蛋白酶、黑曲霉蛋白酶、胶原蛋白酶、弹性蛋白酶等。

3. 凝血酶及抗栓酶

凝血酶(猪、牛血)、凝血酶致活酶、巴曲酶、纤溶酶、尿激酶、链激酶、蛇毒凝血酶(溶栓酶、抗栓酶)、蚓激酶、曲纤溶酶等。

4. 抗肿瘤酶类

L-天冬酰胺酶、甲硫氨酸酶、组氨酸酶、精氨酸酶、酪氨酸氧化酶、谷氨酰胺酶等。

5. 其他酶类

细胞色素 C、超氧化物歧化酶(SOD)、RNA 酶、DNA 酶、青霉素酶、玻璃酸酶、抑肽酶(膜蛋白酶抑制剂)等。

辅酶:CoA、CoQ_{10}、黄素单核苷酸(FMN)、黄素腺嘌呤二核苷酸(FAD)。

二、酶类药物鉴别

绝大多数酶类药物都是具有特异性生物活性的蛋白质，因此可以通过常用的蛋白质鉴别方法对酶类药物进行鉴别，如蛋白质的茚三酮显色反应、碱性条件下的双缩脲反应和福林酚反应、浓硝酸的黄色沉淀反应等。此外，根据酶的生物学特性，还可采用酶活性试验、酶的沉淀试验及动物试验。

1. 蛋白质显色反应

酶类药物分子中与双缩脲结构相似的肽键，能在碱性溶液中与铜离子结合生成蓝紫色或紫红色化合物。例如，《中国药典》(2025 年版)中对门冬酰胺酶的鉴别：取 5 mg/mL 的供试品溶液，加入 20%的氢氧化钠溶液 5 mL，摇匀后再加入 1%的硫酸铜溶液 1 滴，摇匀，溶液应显蓝紫色。

2. 酶活性试验

某些酶类药物能与特异性底物反应，这些特异性生化反应可用于相应酶类药物的鉴别。例如，抑肽酶能抑制胰蛋白酶、纤维蛋白溶酶、糜胰蛋白酶等酶的活性，利用这一特性，可通过检测胰蛋白酶活性是否受到抑制而鉴别抑肽酶：胰蛋白酶能专一地作用于对甲苯磺酰-L-精氨酸甲酯的酯键，生成的水解产物使甲基红-亚甲蓝试液变成紫红色，有抑肽酶存在时，因胰蛋白酶的活性受抑制，上述水解反应无法完成，则试液不显紫红色。《中国药典》(2025 年版)中即采用此法鉴别抑肽酶：取抑肽酶与胰蛋白酶溶液(均为 1 mg/mL)各 10 μL 置点滴板上，充分混匀，加对甲苯磺酰-L-精氨酸甲酯盐酸盐试液 0.2 mL，放置数分钟后，应不显紫红色；而以胰蛋白酶溶液 10 μL 作对照，同法操作，应显紫红色。

3. 沉淀试验

某些酶遇到某种有机酸或重金属盐溶液，即出现沉淀反应。例如，胃蛋白酶水溶液中加入 5%鞣酸或 25%氯化钡溶液，即生成沉淀。

4. 动物试验

利用动物体内某些指标或特征的变化进行鉴定。例如，可以通过在动物皮内注射玻璃酸酶，观察其对染色剂亚甲蓝在皮内的扩散和吸收情况的影响，对其进行鉴定。又如，《中国药典》(2025 年版)中对玻璃酸酶的鉴定：取健康豚鼠 1 只，分别于背部两处皮内注射 0.25%亚甲蓝的氯化钠注射液 0.1 mL 作为对照，另两处皮内注射用上述溶液制成的 10 U/mL 的供试品溶液 0.1 mL，四处注射位置需交叉排列，相互间的距离应大于 3 cm，注射后 5 min 处死动物并剥下试验处皮肤，自反面观察亚甲蓝的扩散现象，供试品溶液所致的蓝色圈应大于对照品所致的蓝色圈。

5. 标准品对照法

将待测供试品与相应标准品以同法测定，通过对照比较测定结果而进行鉴别。例如，《中国药典》(2025 年版)中采用高效液相色谱法对抑肽酶进行鉴别，要求供试品溶液主峰的保留时间应与对照品溶液主峰的保留时间一致。

三、酶类药物检查

酶类药物的检查项目有多项与一般生物化学药物的检查项目和检查方法相同，如酸碱度、溶液的澄清度与颜色、干燥失重、炽灼残渣、重金属、热原、异常毒性、降压物质等。有的检查项目操作条件有一定的要求，如干燥失重，绝大多数品种要求在 60 ℃以下减压干燥至恒重。现在生产的酶类药物多为生化产品和微生物发酵产品，在生产过程中可能带入微量的脂肪类物质、其他酶类和大分子杂质，这些杂质能影响酶的质量，因此需检查杂质含量限度。

1. 脂肪含量限度检查

一些从动物脏器提取制备的酶类药物，在生产过程中可能会带入微量的脂肪类物质，如胰酶和胰激肽原酶都是从猪、羊或牛胰中提取的蛋白酶，需要对产品进行脂肪含量限度检查。例如，《中国药典》(2025 年版)中要求每 1.0 g 胰酶产品中的脂肪含量不得超过 20 mg，每 1.0 g 胰激肽原酶产品中的脂肪含量不得超过 5 mg。

2. 其他酶类含量限度检查

胰蛋白酶和糜蛋白酶均是从猪、羊或牛胰中提取的蛋白分解酶，在提取胰蛋白酶时可能带入微量的糜蛋白酶，反之亦然。这两种蛋白酶的作用机制和临床应用各不相同，因此在胰蛋白酶中需要检查糜蛋白酶的含量，而糜蛋白酶中也需要检查胰蛋白酶的含量。例如，《中国药典》(2025 年版)中利用糜蛋白酶专属性水解芳香氨基酸(L-酪氨酸、L-苯丙氨酸)的羧基形成的肽键、酰胺键和酯键的特性，以 N-乙酰-L-酪氨酸乙酯为底物，通过分光光度法测定水解速率，进而测定糜蛋白酶的含量限度，要求每 2 500 U 胰蛋白酶中的糜蛋白酶不得多于 50 U。

3. 大分子活性物质含量限度检查

在提取分离酶类药物的过程中，可能会引入一些目标产物以外的、具有活性的生物大分子物质，需要对这些大分子活性物质进行限度检查。例如，尿激酶是从新鲜人尿中提取的一种能激活纤维蛋白溶酶原的碱性蛋白水解酶，由于人尿中含有一些凝血质样活性物质，在低比活力、低剂量使用时，这些活性物质可能引起患者血中暂时复盐试验时间缩短，使血液呈短暂高凝状态，这不仅影响血栓病患者的使用，还会增加并发脑血栓的意外风险。因此，应对尿激酶产品中的凝血质样活性物质进行最低安全限量控制。当尿激酶制品纯度达到 35 000 U/mg 蛋白质以上，尿激酶血浓度在 80～320 U/mL 时，临床使用才不至于发生血浆复盐试验时间缩短。《中国药典》(2025 年版)规定，凝血质样活性为零值时的尿激酶供试品的酶活力按每 1 mL 供试品溶液的单位表示，每 1 mL 应不得少于 150 U。

四、酶类药物活力测定

酶的活性效价由其氨基酸序列及空间结构决定，往往与酶的绝对质量不一致。因此，与化学药物以含量测定结果评价药效不同，酶类药物的药效评定不能直接用质量单位来确定。如果一种酶失去了生物学活性，那么即使绝对质量再多，也无法发挥作用，因此酶的定量只能用酶活力来表示。

(一) 酶的活力单位

酶活力指酶催化生化反应的能力，是反映酶活性的指标，其大小可以用一定条件下酶所催化的某一化学反应的反应速率来表示：以酶作用后底物或产物浓度的变化值为检测指标，进而计算该酶制品的酶活力。酶的活力单位用以量度酶活力的大小，用 U 表示。国际酶学委员会规定了两种标准化的酶活力单位。①国际单位(IU)：规定在最适反应条件下，每分钟催化 1 μmol 底物转化为产物所需要的酶量为一个活力单位，即 1 IU＝1 μmol/min；②Katal（Kat）：规定在最适反应条件下，每秒催化 1 mol 底物转化为产物所需要的酶量为一个 Kat 单位，即 1 Kat＝1 mol/s。两种单位之间换算关系如下：

$$1\ \text{Kat}=60\times10^{6}\ \text{IU}$$

$$1\ \text{IU}=16.67\times10^{-9}\ \text{Kat}$$

酶的效价是指酶制品实现其作用的预期效能，是根据酶的某些特性，选择适当的定量试验方法测定，以表明酶制品有效成分的生物活性。效价测定必须采用国际或国家参考品，或经过国家检定机构认定的参考品，以体内或体外方法测定酶的生物学活性，并标明其活力单位。酶类药物的效价一般用单位质量的酶类药物所含有的活力单位表示。酶活力单位也常常被称作一个效价单位。

酶活力的高低可以反映酶总活性的大小，但不能说明酶的纯度，因此国际酶学委员会提出用酶的比活力来表示酶的纯度。酶的比活力用每毫克蛋白质所含的酶活力单位数表示，即 U/mg，有时也可用每克酶制剂或者每毫升酶制剂所含的酶活力单位数表示，即 U/g 或 U/mL。对同一种酶来说，比活力越高，说明酶的纯度越高。

（二）酶活力测定的原理

酶活力测定是酶法分析中的重要内容之一。进行酶法分析时，第一步是进行酶促反应，即将酶与相应底物接触，并在适当条件下（温度、pH 等）进行催化反应；第二步是测定酶促反应前后的物质变化情况，如检测底物的减少量、产物的增加量、辅酶的变化量等。常用的酶法分析包括终点法、反应速度法和酶循环放大分析法。

1. 终点法

（1）单酶反应定量法：

① 底物减少量的测定：在以待测物质作为底物的酶反应中，如果底物能完全或接近完全转化为产物，而且底物具有某种特征性质（如特征性吸收谱带），就可通过直接测定底物的减少量来间接计算出待测物的含量。该法可用于胆红素、胞嘧啶、腺嘌呤及尿酸等物质的定量分析。

② 产物增加量的测定：在以待测物质为底物的酶反应中，底物被转变为产物，而产物又具有可进行专一性定量测定的性质，因此可根据产物生成量计算出底物含量。按此原理可对氨基酸类、草酸、黄嘌呤及次黄嘌呤等进行定量分析。氨基酸类和草酸可借助脱羧酶的作用，采用瓦博格（Warburg）呼吸计测定生成 CO_2 的量。黄嘌呤和次黄嘌呤在黄嘌呤氧化酶反应中形成的产物在 293 nm 处具有特征性吸收峰，所以可用此法进行定量。对于痕量物质的分析，可在反应系统中对第二底物进行放射性标记，然后检测产物中放射性物质的增加量，就可进行定量分析，而且灵敏度高。

③ 辅酶变化量的测定：还原型辅酶Ⅰ（NADH）和还原型辅酶Ⅱ（NADPH）在 340 nm 处有特征性吸收峰，而氧化型辅酶Ⅰ（NAD^+）和氧化型辅酶Ⅱ（$NADP^+$）在 340 nm 处却无此吸收峰，因此采用以 NAD^+ 或 $NADP^+$ 为辅酶的脱氢酶反应，通过测定 340 nm 处吸光度的变化，就可对作为相应脱氢酶底物的物质进行定量分析，该法适用范围较广。

（2）和指示酶反应偶联的定量法：该定量法适用于如下两种情况。①当被分析的反应产物和底物无法用物理化学手段区分时，可借助酶的特异反应来加以识别。在这种情况下，如该酶可用作指示酶反应，就有可能通过和它偶联进行定量分析。②如果所用酶的专一性不强，同时样品中还夹杂有可作为它们底物的其他物质，这时单用一种酶就很难进行定量，需要再偶联一种酶，通过偶联酶的专一性才能实现区别定量。

2. 反应速度法

（1）一般反应速度测定法：利用反应速度法可测定底物、辅酶或抑制剂的含量。此法是根据酶在一定 pH 和温度条件下催化底物（待测物）的反应初速度进行测定的。在酶反应中除待测物（底物）外，影响反应速度的其他物质均是过量的，反应速度则与待测物的浓度成正比关系。当待测物作为某种酶专一的辅酶或抑制剂时，则这种物质的浓度和酶的反应速度之间存在一定关系。因此，通过测定该酶的反应速度可对这种物质进行定量。

（2）特殊的反应速度测定法：如果将与待测物质相关的两种酶反应偶联起来，就构成了待测物质可再生的循环系统，然后将可作为指示剂的第三种酶在适当条件下再与之偶联，那么第三种指示剂酶的反应速度与待测物质之间就存在一定的量比关系，由此通过第三种指示剂酶的反应速度就可计算出待测物质的量。

3. 酶循环放大分析法

酶法分析因具有较强的特异性和很高的灵敏度，一直是生物药物定量分析的常用方法。然而，对于含量极少的物质，若采用酶法直接定量，却会受到灵敏度的限制，甚至不能采用常规的终点法，而采用酶循环放大分析法则可进行测定。酶循环放大分析法仍然利用酶对底物的专一性，使微量的底物“增幅放大”以达到定量分析目的。从理论上讲，酶法分析这种化学性放大作用可无限放大。目前，酶循环放大分析法定量限度可达 10^{-18}～10^{-15} mol。

（三）酶活力测定的方法

按酶法分析方法测定酶活性时，需要跟踪酶促反应中某一反应底物或产物的浓度随时间发生的变化量（速度法），或测量酶促反应中反应底物或产物浓度的总变化量（终点法）。可针对某些易于测定的酶促反应底物或产物（如 H^+、OH^-、ATP、CO_2、H_2O_2 等）选择具体的检测方法，包括容量分析法、气体检测法、分光光度法、黏度测定法等。

1. 容量分析法

若酶促反应中，反应底物或产物之一具有特定的化学性质，可以采用相应的某种已知准确浓度的试剂溶液（滴定液）对其进行滴定，直到所加的滴定液与被测的反应底物或产物按化学计量关系完全反应为止，然后根据消耗的滴定液的浓度和用量，计算出反应底物或产物的含量，进而推算出酶的活力。例如，《中国药典》（2025 年版）中利用酶促反应生成的氢离子（H^+）与标准碱液的滴定反应来测定抑肽酶的效价：抑肽酶（供试品）与底物反应开始后，用 1 mL 微量滴定管以氢氧化钠滴定液（0.1 mol/L）滴定反应释放出的酸，使溶液的 pH 始终保持在偏碱性（pH 7.9～8.1），以促使酶促反应继续进行。每隔 60 s 读取 pH 恰为 8.0 时所消耗的氢氧化钠滴定液（0.1 mo/L）的体积（mL），共 6 min。另取胰蛋白酶稀释溶液作为对照，同法测定，根据供试品和对照品溶液消耗的氢氧化钠滴定液体积，可计算出抑肽酶的效价。

2. 气体检测法

若酶促反应能产生气体，可以将生成气体的变化量作为检测指标，计算酶的活力。例如，《中国药典》（2025 年版）中对尿激酶的效价测定，采用的就是气泡上升法。尿激酶可以激活纤维蛋白溶酶原，使其转化为有活性的纤维蛋白溶酶，此酶具有较强的水解蛋白质的能力，可以水解纤维蛋白原在凝血酶作用下转变形成的纤维蛋白凝块，生成可溶性的小分子多肽，并产生一定量的气体。对尿激酶进行效价测定时，先加入一定量的牛纤维蛋白原溶液，再加入巴比妥-氯化钠缓冲液、尿激酶标准品溶液和已按等体积混合的牛凝血酶溶液/牛纤维蛋白溶酶原溶液，立即将上述反应系统摇匀，并开始计时；反应系统应在 30～40 s 内凝结，凝结块内小气泡上升到反应系统体积一半作为反应终点，停止计时；以尿激酶浓度的对数为横坐标，以反应终点时间的对数为纵坐标，进行线性回归，绘制标准曲线，尿激酶供试品按同法测定，可通过线性回归方程来计算其效价。

3. 分光光度法

若酶促反应中，反应底物或产物之一由于化学结构的改变，其吸光度的强度发生变化，可以通过测定该酶促反应系统的吸光度的变化量，推算出酶的活力。多数酶类药物的含量检测（效价测定）均采用分光光度法，如胃蛋白酶、糜蛋白酶、门冬酰胺酶、溶菌酶等。《中国药典》（2025 年版）对糜蛋白酶的效价测定，就是利用底物 N-乙酰-L-酪氨酸乙酯在糜蛋白酶作用下水解后，检测在 237 nm 处的吸光度值变化，再根据酶活力单位的定义来计算糜蛋白酶的效价（规定吸光度每分钟改变 0.007 5 即相当于 1 个糜蛋白酶单位）。

4. 黏度测定法

若酶促反应中，反应底物或产物之一具有某种可以指示反应变化的物理特性，也可利用其物理特性的改变来测定酶的活力。例如，《英国药典》中收载的玻璃酸酶，其效价测定采用的就是黏度测定法：玻璃酸酶的底物玻璃酸具有较大的黏滞性，当玻璃酸被玻璃酸酶水解后，反应体系的黏度会下降，通过检测其黏度可以间接推算出玻璃酸酶的效价。此外，还有其他的酶活性测定方法，如根据酶促反应底物或产物的荧光性质的差别来进行测定的荧光法，通过测定放射性核素底物生成的相应产物而换算出酶活力的同位素测定法等。

胃蛋白酶的活力测定

胃蛋白酶（pepsin）是一种消化性蛋白酶，由胃中的胃黏膜主细胞所分泌，功能是将食物中的蛋白质分解为小肽。胃蛋白酶不是由主细胞直接生成的，主细胞分泌的是胃蛋白酶原，胃蛋白酶原在 pH 1.5～5.0 的胃酸条件下被活化成胃蛋白酶。胃蛋白酶作用的主要部位是芳香族氨基酸或酸性氨基酸的氨基所组成的肽键，将蛋白质分解为小肽，而且一部分被分解为酪氨酸、苯丙氨酸等氨基酸。药用胃蛋白酶可以从猪、牛、羊胃中提取，性状为白色至淡黄色的粉末，无霉败臭，有引湿性，水溶液显酸性反应；其水溶液加鞣酸、没食子酸或多数重金属盐的溶液，可产生沉淀。其保存方法是在低温环境中（−20～−80 ℃）保存，以防止其发生自降解，或贮存于 pH＞11 的溶液中或对其进行还原性甲基化也可以有效防止自降解的发生，当 pH 降到 6 时，胃蛋白酶的活性即可恢复。临床上，胃蛋白酶常用于蛋白性食物摄入过多导致的消化不良、病后恢复期消化功能减退所致的慢性萎缩性胃炎、胃癌、恶性贫血导致的胃蛋白酶缺乏，消化性溃疡禁用此药。

一、胃蛋白酶活力测定原理

用血红蛋白作为底物，在规定的试验条件下，利用胃蛋白酶催化水解血红蛋白生成水解产物(小肽及酪氨酸等氨基酸),准确反应一定时间。在一定范围内,其反应后溶液的紫外吸光度与胃蛋白酶的活力成一定比例,同时用酪氨酸作对照品,计算胃蛋白酶的活力单位。

二、胃蛋白酶效价测定操作过程

1. 试剂

(1) 盐酸溶液:取 1 mol/L 盐酸溶液 65 mL,用水稀释至 1 000 mL。

(2) 血红蛋白试液:取牛血红蛋白 1.0 g,加盐酸溶液溶解并稀释至 100 mL。

(3) 5%三氯醋酸溶液:取三氯醋酸 5.0 g,加水溶解并稀释至 100 mL。

2. 对照品溶液的制备

精密称取酪氨酸对照品适量,加上述盐酸溶液溶解并定量稀释制成每 1 mL 中含 0.5 mg 的溶液。

3. 供试品溶液的制备

取样品适量,精密称定,加上述盐酸溶液溶解并定量稀释制成每 1 mL 中含 0.2~0.4 U 的溶液。

4. 测定法

取试管 6 支,其中 3 支各精密加入对照品溶液 1 mL,另 3 支各精密加入供试品溶液 1 mL,置 37 ℃±0.5 ℃水浴中保温 5 min;精密加入预热至 37 ℃±0.5 ℃的血红蛋白试液 5 mL,摇匀,并准确计时,在 37 ℃±0.5 ℃水浴中反应 10 min,立即精密加入 5%三氯醋酸溶液 5 mL,摇匀,滤过,取续滤液备用。另取试管 2 支,各精密加入血红蛋白试液 5 mL,置 37 ℃±0.5 ℃水浴中保温 10 min;再精密加入 5%三氯醋酸溶液 5 mL,其中 1 支加供试品溶液 1 mL,另 1 支加上述盐酸溶液 1 mL,摇匀,滤过,取续滤液,分别作为供试品和对照品的空白对照。按《中国药典》(2025 年版)三部通则 0401“紫外-可见分光光度法”,在 275 nm 的波长处测定吸光度,算出平均值 A_s 和 A,按式(6-1)计算。

$$每1\ g含胃蛋白酶的量(单位)=\frac{A\times W_s\times n}{A_s\times W\times 10\times 181.19} \tag{6-1}$$

式中,A_s 为对照品的平均吸光度;A 为供试品的平均吸光度;W_s 为每 1 mL 对照品中含酪氨酸的量,单位为 μg;W 为供试品取样量,单位为 g;n 为供试品稀释倍数。

在上述条件下,每分钟能催化水解血红蛋白生成 1 μmol 酪氨酸的酶量,为一个蛋白酶活力单位。

注:按干燥品计算,每 1 g 中含胃蛋白酶活力不得少于 3 800 U。

5. 注意事项

(1) 酶的催化活性受温度的影响很大,要严格控制胃蛋白酶效价测定温度为 37 ℃±0.5 ℃。

(2) 胃蛋白酶活力测定是在单位时间内进行计算的,所以在测定过程中对时间的控制要非常准确,在精密加入血红蛋白试液开始反应时或在精密加入三氯醋酸溶液终止反应时,每支试管之间的时间间隔可控制在 20 s 左右,也可根据操作者的熟练程度控制一定的时间间隔。

(3) 配制三氯醋酸溶液时,戴上塑料手套或乳胶手套,佩戴防尘口罩,以避免吸入三氯醋酸粉尘引起呼吸道的刺激，或者粘到手上引起皮肤灼伤。

课堂讨论

胃蛋白酶效价测定法中，反应 10 min，立即精密加入 5%三氯醋酸溶液 5 mL 的作用是什么？

岗位对接

胃蛋白酶的效价测定

情境：小王准备做胃蛋白酶效价测定时，恒温循环水浴锅坏了，但所有试剂和对照品溶液及供试品溶液都已经配制好了。小王想了一个主意，用电热炉、大烧杯和温度计自制了一个简易"恒温水浴锅"，用电热炉的开关控制温度，来进行胃蛋白酶的效价测定。小王这种做法可行吗？为什么？

分析：酶的催化活性受温度的影响很大，《中国药典》(2025 年版)规定胃蛋白酶效价测定温度为 37 ℃±0.5 ℃，需要使用恒温水浴锅控制温度，水浴锅控温精度应≤0.5 ℃。案例中小王自制的简易"恒温水浴锅"显然不能够满足精确控温的要求，因此是不可行的。

目标检测

一、单项选择题

1. 《中国药典》(2025 年版)规定在________测定胃蛋白酶的活力　(　　)

A. 35 ℃±1 ℃　B. 35 ℃±0.1 ℃　C. 37 ℃±1 ℃
D. 37 ℃±0.1 ℃　E. 37 ℃±0.5 ℃

2. 在测定胃蛋白酶效价时，应当把样品稀释制成每 1 mL 中约含________单位的溶液　(　　)

A. 0.2～0.4　B. 0.4～0.8　C. 0.5～1.0
D. 0.1～0.2　E. 1.0～2.0

3. 在胃蛋白酶效价测定法中，至少需要________支试管　(　　)

A. 3　B. 4　C. 5
D. 6　E. 8

4. 酶类药物分子中与双缩脲结构相似的肽键，能在碱性溶液中与________结合生成蓝紫色或紫红色化合物　(　　)

A. 铁离子　B. 铜离子　C. 铅离子
D. 铝离子　E. 氢氧根

5. 酶类药物测定干燥失重，绝大多数品种要求在________减压干燥至恒重　(　　)

A. 60 ℃以下　B. 70 ℃以下　C. 80 ℃以下
D. 90 ℃以下　E. 100 ℃以下

二、多项选择题

1.《中国药典》(2025 年版)中测定胃蛋白酶需要用到以下哪些试药试剂 ( )

A. 盐酸溶液　B. 血红蛋白试液　C. 三氯醋酸溶液

D. 三氟醋酸溶液　E. 酪氨酸

2. 酶类药物鉴别有哪些方法 ( )

A. 蛋白质显色反应　B. 酶活性试验　C. 沉淀试验

D. 动物试验　E. 标准品对照法

3. 下列属于助消化酶类药物的是 ( )

A. 胃蛋白酶　B. 脂肪酶　C. 麦芽淀粉酶

D. 凝血酶　E. 细胞色素 C

4. 酶类药物检查项目包括 ( )

A. 脂肪类物质　B. 其他酶类　C. 大分子杂质

D. 活力测定　E. 细菌内毒素

5. 酶活力测定方法包括 ( )

A. 容量分析法　B. 气体检测法　C. 光学检测法

D. 黏度测定法　E. 酶联免疫法

三、简答题

1. 常见的酶类药物有哪些种类？分别有什么功能？

2. 进行酶类药物效价测定时一般采用什么方法？

3. 精密称取酪氨酸对照品 0.051 22 g，加盐酸溶液溶解并稀释至 100 mL，作为对照品溶液。取胃蛋白酶(干燥品)0.137 9 g，加盐酸溶液溶解并稀释至 100 mL，精密量取 5 mL 置 100 mL 量瓶中，用盐酸溶液稀释至刻度，作为供试品溶液。按胃蛋白酶效价测定法，测得对照品溶液的平均吸光度为 0.531，供试品溶液的平均吸光度为 0.526。请计算胃蛋白酶样品的效价。

项目七 其他药物生物活性检定

典型岗位工作任务

1. 胰岛素的生物活性检定
2. 破伤风抗毒素的生物活性检定
3. 狂犬病免疫球蛋白的生物活性检定
4. 人白介素-2 的生物活性检定
5. 洋地黄的生物活性检定
6. 肝素的生物活性检定

基础知识

一、生物检定法概念

生物检定法是利用生物体包括整体动物、离体组织、器官、细胞和微生物等评估药物生物活性的一种方法。它以药物的药理作用为基础,以生物统计为工具,运用特定的实验设计在一定条件下比较供试品和与其相当的标准品或对照品所产生的特定反应,通过等反应剂量间比例的运算或限值剂量引起的生物反应程度,测定供试品的效价、生物活性或杂质引起的毒性。

二、生物活性检定其他药物种类

查阅《中国药典》(2025 年版),结果见表 7-1。

表 7-1 药典要求进行生物活性检定的其他药物种类汇总表

品种	具体种类
激素类	胰岛素、升压素、绒促性素、缩宫素、精蛋白锌胰岛素、卵泡刺激素、黄体生成素、降钙素、生长激素、人促红素
免疫血清及毒素类	抗蛇毒血清、类毒素、气性坏疽抗毒素、破伤风抗毒素、白喉抗毒素、肉毒抗毒素
免疫球蛋白类	抗人 T 细胞免疫球蛋白、狂犬病免疫球蛋白、人免疫球蛋白 Fc 段、人免疫球蛋白中白喉抗体、尼妥珠单抗
细胞因子类	干扰素、人白介素-11、人白介素-2、鼠神经生长因子、人表皮生长因子、牛碱性成纤维细胞生长因子、人粒细胞巨噬细胞刺激因子、人粒细胞刺激因子
中药类	洋地黄
其他类	肝素、硫酸鱼精蛋白、葡萄糖酸锑钠、康柏西普、A 型肉毒毒素

三、生物活性检定方法

1. 直接测定法

直接测得药物对各个动物最小效量或最小致死量的检定方法，如洋地黄及其制剂的效价测定。

2. 量反应平行线测定法

药物对生物体所引起的反应随着药物剂量的增加产生的量变可以测量者，称量反应。量反应检定用平行线测定法，要求在一定剂量范围内，标准品(S)和供试品(T)的对数剂量 x 和反应或反应的特定函数 y 呈直线关系，当 S 和 T 的活性组分基本相同时，两直线平行。量反应模型的原理见图 7－1。

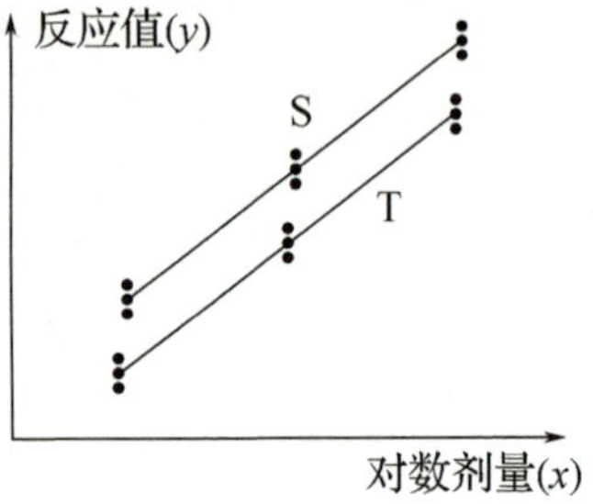

图 7－1 量反应模型原理图

3. 四参数回归计算法

四参数回归计算法系采用非线性模型进行量反应检定的一种统计分析方法。该法要求在一定剂量范围内，S 和 T 的对数剂量 x 与反应值或反应值的特定函数 y 呈 S 形或反 S 形关系，可拟合成四参数逻辑斯谛(logistic)回归方程，拟合曲线对称于拐点，上下各有一渐进线。当 S 和 T 的活性组分基本相同时，两拟合曲线平行。S 形量反应曲线的四参数逻辑斯谛模型见图 7－2。

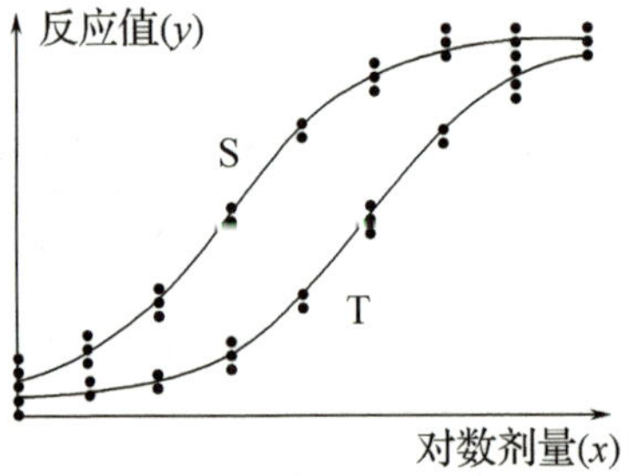

图 7－2 S 形量反应曲线的四参数逻辑斯谛模型

四参数逻辑斯谛方程见式(7－1)：

$$y=D+\frac{A-D}{1+\left(\frac{d}{C}\right)^{B}} \tag{7-1}$$

式(7－2)为另一种等价的方程形式：

$$y=D+\frac{A-D}{1+\text{antilog}[B(x-\log C)]} \tag{7-2}$$

式中，y 为反应值或反应值的特定函数；

d 为标准品或供试品的各剂量；

x 为对数剂量，$x=\log d$；

A 为 $d\to 0$ 时的 y（S 形：下渐进线；反 S 形：上渐进线）；

D 为 $d\to\infty$ 时的 y（S 形：上渐进线；反 S 形：下渐进线）；

C 为 $y=\frac{A+D}{2}$ 时对应的 d，即 50%效应浓度（EC_{50} 或 ED_{50}）；

B 为斜率因子（与 EC_{50} 或 ED_{50} 处曲线斜率相关）。

四、质反应的生物实验数据分析

某些无法定量测量的检验，每个试验单位只有二分的测量结果，例如观察到动物的存活或死亡，细胞的响应超过或未超过预设的限度等。处理该类检验适用于质反应测定法。

质反应测定法与量反应测定法的区别在于，在每个剂量下的 n 次独立重复测量仅得到一个单一的值，即响应比例。将对数剂量对响应比例作图，通常将得到 S 形的剂量响应曲线。该曲线通常可以通过累积正态分布函数表示。使用累积正态分布函数的模型通常称为概率单位（probit）模型，使用逻辑斯谛分布函数的模型通常称为 logit 模型，两者计算结果不存在有意义的差异，均可接受。常用 Bliss 迭代法计算模型参数。

五、实验结果的合并计算

同一批供试品重复 n 次测定，所得 n 个测定结果，可用合并计算的方法求其效价（P_T）的均值及其可信限（FL）。

参加合并计算的 n 个结果应该满足：

(1) 各个实验结果是独立的、完整的，是在生物来源、实验条件相同的情况下与标准品同时比较所得的检定结果（P_T）。

(2) 各次检定结果经用标示量或估计效价（A_T）校正后，取其对数值（$\lg P_T$）参加合并计算。

检验项目一

胰岛素的生物活性检定

胰岛素是由胰脏内的胰岛 β 细胞受内源性或外源性物质（如葡萄糖、乳糖、核糖、精氨酸、胰高血糖素等）的刺激而分泌的一种蛋白质激素。胰岛素是机体内唯一降低血糖的激素，同时促进糖原、脂肪、蛋白质合成。外源性胰岛素主要用来治疗糖尿病。

胰岛素于 1921 年由加拿大人弗雷德里克・班廷（F. G. Banting）和查尔斯・贝斯特（C. H. Best）首先发现。1922 年开始用于临床，使过去不治的糖尿病患者得到挽救。1965 年 9 月 17 日，中国科学家人工合成了具有全部生物活力的结晶牛胰岛素，它是第一个在实验室中用人工方法合成的蛋白质，稍后美国和联邦德国的科学家也完成了类似的工作。直至 20 世纪 80 年代初，用于临床的胰岛素几乎都是从猪、牛胰脏中提取的。不同动物的胰岛素组成均有所差异，猪与人的胰岛素结构最为相似，只有B链羧基端的一个氨基酸不同。20世纪80年代初，人类已成功地运用遗传工程技术由微生物大量生产人的胰岛素，并已用于临床。

胰岛素由A、B两个肽链组成，A链有11种21个氨基酸，B链有15种30个氨基酸，共26种51个氨基酸。其中，A7(Cys)-B7(Cys)、A20(Cys)-B19(Cys)四个半胱氨酸中的巯基形成两个二硫键，使A、B两链连接起来。此外，A链中A6(Cys)与A11(Cys)之间也存在一个二硫键(图7-3)。

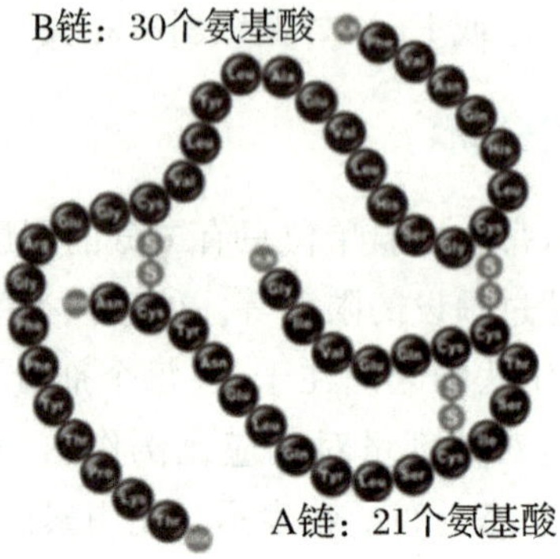

图7-3　胰岛素分子结构

胰岛素的生物活性检定是比较胰岛素标准品(S)与供试品(T)引起小鼠血糖下降的作用，以测定供试品的效价。

查阅《中国药典》(2025年版)四部通则1200“生物活性测定法”中1211“胰岛素生物测定法”内容如下。

一、标准品溶液的制备

精密称取胰岛素标准品适量，按标示效价，加入每100 mL中含有苯酚0.2 g并用盐酸调节pH为2.5的0.9%氯化钠溶液，使溶解成每1 mL中含20单位的溶液，4～8 ℃贮存，以不超过5 d为宜。

二、标准品稀释液的制备

试验当日，精密量取标准品溶液适量，按高、低剂量组(d_{S2}、d_{S1})加0.9%氯化钠溶液(pH 2.5)制成两种浓度的稀释液，高、低剂量的比值(r)不得大于1∶0.5。高浓度稀释液一般可制成每1 mL中含0.06～0.12单位，调节剂量使低剂量能引起血糖明显下降，高剂量不致引起血糖过度降低，高、低剂量间引起的血糖下降有明显差别。

三、供试品溶液与稀释液的制备

按照供试品的标示量或估计效价(A_T)，照标准品溶液与其稀释液的制备法制成高、低两种浓度的稀释液，其比值(r)应与标准品相等，供试品与标准品高、低剂量所致的反应平均值应相近。

四、测定法

取健康合格、同一来源、同一性别、出生日期相近的成年小鼠，体重相差不得超过 3 g，按体重随机等分成 4 组，每组不少于 10 只，逐只编号，各组小鼠分别自皮下注入一种浓度的标准品或供试品稀释液，每鼠 0.2～0.3 mL，但各鼠的注射体积(mL)应相等。注射后 40 min，按给药顺序分别自眼静脉丛采血，用适宜的方法，如葡萄糖氧化酶-过氧化酶法测定血糖值。第一次给药后间隔至少 3 h，按双交叉设计，对每组的各鼠进行第二次给药，并测定给药后 40 min 的血糖值。照生物检定统计法(通则 1431)中量反应平行线测定双交叉设计法计算效价及实验误差。

本法的可信限率(FL%)不得大于 25%。

检验 项目二

破伤风抗毒素的生物活性检定

破伤风抗毒素系由破伤风类毒素免疫马所得的血浆，经胃酶消化后纯化制成的液体抗毒素球蛋白制剂，用于预防和治疗破伤风梭菌引起的感染。由于破伤风抗毒素(TAT)源自马血，含异种蛋白，具抗原性，过敏严重者可发生过敏性休克。注射破伤风抗毒素前必须做皮肤过敏试验。

查阅《中国药典》(2025 年版)四部通则 3500“生物活性/效价测定法”中 3508“破伤风抗毒素效价测定法(小鼠试验法)”内容如下。

本依据抗毒素能中和毒素的作用，将供试品与标准品进行对比试验，推算出每 1 mL 供试品中所含抗毒素的国际单位数(IU/mL)。

一、试剂准备

硼酸盐缓冲盐水：称取氯化钠 8.5 g、硼酸 4.5 g、四硼酸钠($Na_2B_4O_7 \cdot 10H_2O$)0.5 g，加水溶解并稀释至 1 000 mL，过滤，灭菌后 pH 为 7.0～7.2。

二、标准品溶液的制备

(一) 破伤风抗毒素标准品的稀释

抗毒素标准品用硼酸盐缓冲盐水稀释至每 1 mL 含 0.5 IU，即与毒素等量混合后每 0.4 mL 注射量中含 1/10 IU。

抗毒素标准品原倍溶液的 1 次吸取量应不低于 0.5 mL。

(二) 破伤风毒素的稀释

毒素用硼酸盐缓冲盐水稀释至每 1 mL 含 5 个试验量(1/10L+)，即与抗毒素等量混合后每 0.4 mL 注射量中含 1 个试验量(1/10L+)。

试验用的毒素须以国家药品检定机构颁发的抗毒素标准品准确标定其试验量(1/10L+)，并须每 3 个月复检 1 次。

三、供试品溶液的制备

用硼酸盐缓冲盐水将供试品稀释成数个稀释度，使每 1 mL 含抗毒素约 0.5 IU，即与毒素等量混合后每 0.4 mL 注射量中含抗毒素约 1/10 IU。

稀释度的间隔约为 5%。

四、测定法

定量吸取稀释后的抗毒素标准品溶液及不同稀释度的供试品溶液，分别加入小试管中，每管加入等量的稀释毒素溶液，混合均匀，加塞，37 ℃结合 1 h 后立即注射。

(1) 于 17～19 g 小鼠腹部或大腿根部皮下注射 0.4 mL，应注意勿使注射液流出，标准品及供试品的每个稀释度各注射小鼠至少 3 只。

(2) 标准品溶液与供试品溶液不得用同一支注射器注射。同一供试品的不同稀释度溶液可用同一支注射器注射。

(3) 由高稀释度向低稀释度依次注射。在更换稀释度时应用下一稀释度溶液洗 2～3 次。

(4) 每日上、下午至少观察试验小鼠 1 次，连续 5 d，并记录其发病及死亡情况。

五、结果判定

对照小鼠应于 72～120 h 内全部死亡。

供试品的效价为与对照小鼠同时死亡或出现破伤风神经毒症状最重者的最高稀释度。

有下列情况之一者应重试：

(1) 供试品的稀释度过高或过低；

(2) 对照试验小鼠在 72 h 前或 120 h 后死亡；

(3) 死亡不规则以及在同一稀释度的小鼠中有 2 只以上属非特异死亡。

注意：使用干燥毒素时，须精密称定，每次称取量应不低于 10 mg。毒素溶解后应一次用完。剩余的干燥毒素应封存于装有干燥剂的真空器皿中，亦可用干燥毒素制成液体毒素，即干燥毒素以 0.85%～0.90%氯化钠溶液溶解，与中性甘油(经 116 ℃、10 min 灭菌)等量混合，每 1 mL 至少含 20 个试验量。毒素应保存于 2～8 ℃避光处。

检验项目三

狂犬病免疫球蛋白的生物活性检定

狂犬病免疫球蛋白是一种向人类注射的狂犬病疫苗，以产生足够量的抗狂犬病病毒抗体，即免疫球蛋白。这种抗体可以再次从人的血清中提取，对狂犬病病毒有直接的中和作用。

查阅《中国药典》(2025 年版)四部通则 3500“生物活性/效价测定法”中 3512“狂犬病免疫球蛋白效价测定法”内容如下。

快速荧光灶抑制试验法(RFFIT)

本法依据供试品中狂犬病免疫球蛋白能中和狂犬病病毒的作用，将供试品和标准品做系列稀释，分别与狂犬病病毒悬液混合，感染敏感细胞，在规定的时间内用荧光抗体染色并观察荧光灶减少的情况，以测定供试品效价。

一、试剂准备

1. 含5%新生牛血清的DMEM细胞培养基

取含5%新生牛血清的DMEM细胞培养基，加入抗生素，使其终浓度为100 U/mL抗生素，并加入谷氨酰胺，使其终浓度为0.03%，并按DMEM说明书要求加入适量$NaHCO_3$，调pH至7.6。临用前配制。

2. 含10%新生牛血清的DMEM细胞培养基

取含10%新生牛血清的DMEM细胞培养基，加入抗生素，使其终浓度为100 U/mL抗生素，并加入谷氨酰胺，使其终浓度为0.03%，并按DMEM说明书要求加入适量$NaHCO_3$，调pH至7.6。临用前配制。

3. 磷酸盐缓冲液(PBS)

称取磷酸二氢钾0.24 g、磷酸氢二钠($Na_2HPO_4 \cdot 12H_2O$)1.44 g、氯化钠8 g，加水溶解并稀释至1 000 mL，用氢氧化钠调pH至7.2。临用前配制。

4. 80%冷丙酮

量取80 mL丙酮，加入0.1 mol/L PBS(pH 7.6)20 mL，混匀后密封，于4 ℃保存。

5. 80%甘油

量取80 mL甘油，加入20 mL水中，混匀，加盖后于4 ℃保存。

6. 0.25%胰蛋白酶-EDTA

方法略。

7. FITC标记的狂犬病病毒核蛋白抗体

按使用说明书要求稀释到工作浓度。

二、中和用病毒的制备

1. 病毒悬液的制备

取CVS-11毒种(一般为冻干毒种)做适当稀释，以0.1 mol的感染量接种生长良好的BSR细胞，于37 ℃、5%二氧化碳条件下培养1 d后转入34 ℃继续培养，2 d后收集培养上清液，于4 ℃以每分钟4 000转离心10 min去除细胞碎片，取上清液加入10%新生牛血清，混后分装小管，−70 ℃以下冻存备用。

病毒液的预滴定：取冻存的病毒悬液1支，经流水速融后，在24孔培养板上从1∶5开始做5倍系列稀释，取100 μL病毒液加入400 μL含10%灭能新生牛血清的DMEM培养液中，充分混匀后，每个稀释度取50 μL转移至96孔培养板，每个稀释度平行做2份，每孔再加入5×10^6/mL的BSR细胞悬液50 μL，于37 ℃、5%二氧化碳条件下培养24 h。培养结束后弃上清液，PBS洗1遍，再加入80%冷丙酮，每孔50 μL，4 ℃固定30 min，或−30 ℃固定10 min，弃丙酮，待挥发干燥后每孔加入50 μL工作浓度的FITC标记的狂犬病病毒核蛋白抗体染色，于 37 ℃孵育 30 min，用 PBS 洗 3 遍，甩干，每孔加 80%甘油 50 μL，于荧光显微镜下观察；计数每孔中的荧光灶数，取每孔荧光灶数在 30 以下的孔，记录相邻 4 孔荧光灶数，取其平均值，计算如下：

病毒滴度(FFU/mL)＝
(最高稀释倍数孔荧光灶平均值×5＋
相邻孔稀释倍数较低的荧光灶平均值)/2×
稀释倍数较低孔病毒稀释倍数×20

2. 中和用病毒液的制备

取病毒悬液 1 支，按病毒液的预滴定同法操作。在荧光显微镜下计数每孔中的荧光灶比例，以 80%～95%的细胞被病毒感染的病毒稀释度为中和试验用病毒稀释度。

取冻存的病毒悬液 1 支，经流水融化后，用含 5%灭能新生牛血清的 DMEM 培养液将病毒稀释至中和试验用病毒稀释度，置冰浴备用。

三、狂犬病免疫球蛋白标准品溶液的制备

狂犬病免疫球蛋白标准品由国家药品检定机构提供，或用经国家药品检定机构标定的工作用标准品。配制方法按使用说明书进行。

用含 10%灭能新生牛血清的 DMEM 培养液将狂犬病免疫球蛋白标准品做 3 倍系列稀释，即在 96 孔培养板中每孔预先加入 100 μL 培养液，取 50 μL 供试品加入其中，成为 1∶3 稀释度，充分混合后，吸取 50 μL 加入下一孔 100 μL 培养液中，成为 1∶9 稀释度，如此系列稀释若干孔至适宜稀释度。

四、供试品溶液的制备

供试品(30 分钟灭能)用含 10%灭能新生牛血清的 DMEM 培养液做 3 倍系列稀释，即在 96 孔培养板中，每孔预先加入 100 μL 培养液，取 50 μL 供试品加入其中，即为 1∶3 稀释度，充分混合后，吸取 50 μL 加入下一孔 100 μL 培养液中，成为 1∶9 稀释度，如此系列稀释若干孔至适宜稀释度，最后一孔中 50 μL 弃去。

五、测定法

将稀释后的标准品及供试品各孔中加入中和用病毒，50 μL/孔，同时设正常细胞对照孔(只加 100 μL DMEM 于孔中)，以及中和用病毒对照孔(含 5%灭能新生牛血清的 DMEM 100 μL，加入中和用病毒 50 μL)，混匀后置 37 ℃中和 1 h，每孔加入 1×10^6/mL 的 BSR 细胞悬液 500 μL，于 37 ℃、5%二氧化碳条件下培养 24 h。

待培养结束吸干培养液，每孔中加入 PBS 1 000 μL 清洗并吸干后，每孔加入预冷至 4 ℃的 80%丙酮 500 μL，4 ℃固定 30 min，或－30 ℃固定 10 min，弃丙酮，待挥发干燥后加入工作浓度的荧光标记狂犬病病毒核蛋白抗体，500 μL /孔，37 ℃孵育 30 min，弃去液体，用 PBS 洗板 2～3 次，甩干，每孔加入 80%甘油 500 μL，荧光显微镜下观察。计算公式如下：

$$\text{标准品 } \lg ED_{50}=\lg\left(\frac{1}{A}\right)-\left(\frac{0.5-B}{C-B}\right)\times \lg n_1 \qquad (7-3)$$

式中，A 为低于 50%荧光灶比例的标准品稀释度；

B 为标准品低于 50%荧光灶比例孔的荧光灶百分比；

C 为标准品高于 50%荧光灶比例孔的荧光灶百分比；

n_1 为标准品稀释倍数。

$$\text{供试品 } \lg ED_{50}=\lg\left(\frac{1}{E}\right)-\left(\frac{0.5-F}{G-F}\right)\times \lg n_2 \quad (7-4)$$

式中，E 为低于 50%荧光灶比例的供试品稀释度；

F 为供试品低于 50%荧光灶比例孔的荧光灶百分比；

G 为供试品高于 50%荧光灶比例孔的荧光灶百分比；

n_2 为供试品稀释倍数。

$$\text{供试品效价(IU/mL)}=10^{J-K}\times L \quad (7-5)$$

式中，J 为标准品 $\lg ED_{50}$；

K 为供试品 $\lg ED_{50}$；

L 为标准品的效价，单位为 IU/mL。

注意：(1) 中和用病毒滴度不得小于 10^6 FFU/mL。

(2) 病毒稀释时，应尽可能在冰浴中进行。

(3) 病毒对照孔应有 80%～95%细胞被荧光着色，细胞对照孔应无荧光，试验方可成立。

检验项目四

人白介素-2 的生物活性检定

人白介素-2 是一种具有广泛生物活性的淋巴因子，由活化的 CD4 和 CD8(T 细胞亚群)的 T 细胞产生，属于强效生物反应修饰剂。主要生理作用为：刺激和维持 T 细胞的分化增殖；诱导 B 细胞、NK 细胞、淋巴因子活化杀伤细胞、肿瘤浸润淋巴细胞等活化和增殖；在维持机体自身的免疫功能，以及在肿瘤免疫中有重要作用。

查阅《中国药典》(2025 年版)四部通则 3500“生物活性/效价测定法”中 3524“人白介素-2 生物学活性测定法(CTLL-2 细胞/MTT 比色法)”内容如下。

本法依据在不同白介素-2(IL-2)的浓度下，其细胞依赖株 CTLL-2 细胞存活率不同，以此检测白介素-2 的生物学活性。

一、试剂准备

1. RPMI 1640 培养液

取 RPMI 1640 培养基粉末 1 袋(规格为 1 L)，加水溶解并稀释至 1 000 mL，加青霉素 10^5 IU 和链霉素 10^5 IU，再加碳酸氢钠 2.1 g，溶解后，混匀，除菌过滤，4 ℃保存。

2. 基础培养液

量取新生牛血清(FBS)10 mL，加 RPMI 1640 培养液 90 mL。4 ℃保存。

3. 完全培养液

量取基础培养液 100 mL，加入白介素-2 至终浓度为每 1 mL 含 400～800 IU。4 ℃保存。

4. PBS

称取氯化钠 8 g、氯化钾 0.20 g、磷酸氢二钠 1.44 g、磷酸二氢钾 0.24 g，加水溶解并稀释至 1 000 mL，经 121 ℃、15 min 灭菌。

5. 噻唑蓝(MTT)溶液

称取 MTT 0.1 g，加 PBS 溶解并稀释至 20 mL，经 0.22 μL 滤膜过滤除菌。4 ℃避光保存。

6. 裂解液

15%十二烷基硫酸钠溶液，使用期限不得超过 12 个月。

二、CTLL-2 细胞

应为偏酸性、略微混浊液体，传代后 48～60 h 用于人白介素-2 生物学活性测定。

三、标准品溶液的制备

取人白介素-2 生物学活性测定的国家标准品，按使用说明书复溶后，用基础培养液稀释至每 1 mL 含 200 IU。在 96 孔细胞培养板中，做 2 倍系列稀释，共 8 个稀释度，每个稀释度做 2 孔。每孔分别留 50 μL 标准品溶液，弃去孔中多余溶液。以上操作在无菌条件下进行。

四、供试品溶液的制备

将供试品按标示量复溶后，用基础培养液稀释成每 1 mL 约含 200 IU。在 96 孔细胞培养板中，做 2 倍系列稀释，共 8 个稀释度，每个稀释度做 2 孔。每孔分别留 50 μL 供试品溶液，弃去孔中多余溶液。以上操作在无菌条件下进行。

五、测定法

CTLL-2 细胞用完全培养液于 37 ℃、5%二氧化碳条件下培养至足够量，离心收集 CTLL-2 细胞，用 RPMI 1640 培养液洗涤 3 次，然后重悬于基础培养液中配制成每 1 mL 含 6.0×10^5 个细胞的细胞悬液，于 37 ℃、5%二氧化碳条件下备用。

在加有标准品溶液和供试品溶液的 96 孔细胞培养板中，每孔加入细胞悬液 50 μL，于 37 ℃、5%二氧化碳条件下培养 18～24 h；然后每孔加入 MTT 溶液 20 μL，于 37 ℃、5%二氧化碳条件下培养 4～6 h 后，每孔加入裂解液 150 μL，于 37 ℃、5%二氧化碳条件下保温 18～24 h。以上操作均在无菌条件下进行。混匀细胞板中的液体，放入酶标仪，以 630 nm 为参比波长，在波长 570 nm 处测定吸光度，记录测定结果。

试验数据采用计算机程序或四参数回归计算法进行处理，并按式(7-6)计算结果：

$$\text{供试品生物学活性(IU/mL)}=P_r\times\frac{D_s\times E_s}{D_r\times E_t} \qquad (7-6)$$

式中，P_r 为标准品生物学活性，单位为 IU/mL；

D_s 为供试品预稀释倍数；

D_r 为标准品预稀释倍数；

E_s 为供试品相当于标准品半效量的稀释倍数；

E_t 为标准品半效量的稀释倍数。

注：显色方法也可采用经等效验证的其他显色方法。

检验 项目五

洋地黄的生物活性检定

洋地黄是一种强心苷类药物，具有正性肌力作用，主要用于治疗心力衰竭和心律失常。

比较洋地黄标准品(S)与供试品(T)对鸽的最小致死量(U/kg)，以测定供试品的效价。

查阅《中国药典》(2025 年版)四部通则 1200"生物活性测定法"中 1214"洋地黄生物测定法"内容如下。

一、标准品溶液的制备

迅速精密称取洋地黄标准品适量，避免吸潮，置玻璃容器内，按标示效价计算，每 1 单位精密加入 76%乙醇 1 mL，密塞，连续振摇 1 h，静置片刻，用干燥滤器迅速滤过，防止乙醇挥发，滤液即为每 1 mL 中含 1 单位的溶液，4～8 ℃贮存，经验证保持活性符合要求的条件下，可在 1 个月内使用。

二、标准品稀释液的制备

试验当日，精密量取标准品溶液适量，用 0.9%氯化钠溶液稀释，稀释液浓度(U/mL)应调节适当(一般可用 1→30)，使鸽的平均最小致死量为 25～34 mL。

三、供试品溶液和稀释液的制备

供试品为粉末：精密称取适量，按标示量或估计效价(A_T)，照标准品溶液及其稀释液的制备法制备。

供试品为片剂：取 20 片以上，精密称重，求出平均片重，迅速研细，再精密称取不少于 20 片的粉末，按称重及标示量(A_T)计算，照标准品溶液及其稀释液制备法制备。

供试品稀释液和标准品稀释液的鸽平均最小致死量(mL)应相近。

四、测定法

取健康合格的鸽，试验前 16～24 h 禁食，但仍给予饮水，试验前准确称重，选取体重在 250～400 g 的鸽(每次试验所用鸽的体重相差不得超过 100 g)，按体重随机等分成两组，每组至少 6 只，一组为标准品组，一组为供试品组，两组间鸽的情况应尽可能相近。

将鸽仰缚于适宜的固定板上，在一侧翼静脉处拔除羽毛少许，露出翼静脉，插入与滴定管(精密度 0.02 mL)相连的注射针头，缓缓注入标准品稀释液或供试品稀释液，开始时一次注入0.5 mL，然后以每分钟0.2 mL等速连续注入，至鸽中毒死亡立即停止注入。一般死亡前有强烈颤抖、恶心呕吐、排便等现象发生，至瞳孔迅速放大、呼吸停止为终点。记录注入稀释液的总量(mL)，换算成每1 kg体重致死量(mL)中所含效价(U/kg)，取其10倍量的对数值作为反应值，照生物检定统计法(通则1431)中的直接测定法计算效价及实验误差。

本法的可信限率(FL%)不得大于15%。

检验 项目六

肝素的生物活性检定

肝素：因从肝脏中发现而得名，是由葡萄糖胺、L-艾杜糖醛苷、N-乙酰葡萄糖胺和D-葡萄糖醛酸交替组成的黏多糖硫酸酯，平均分子量为15 kDa，呈强酸性。它也存在于肺、血管壁、肠黏膜等组织中，是动物体内一种天然抗凝血物质。天然存在于肥大细胞，现在主要从牛肺或猪小肠黏膜中提取。

作为一种抗凝剂，肝素是由两种多糖交替连接而成的多聚体，在体内外都有抗凝血作用。

查阅《中国药典》(2025年版)四部通则1200“生物活性测定法”中1208“肝素生物测定法”内容如下。

测定方法
- 抗Ⅱa因子效价测定法
- 抗Ⅹa因子效价测定法
- 凝血时间测定法
  - 兔全血法
  - 血浆复钙法
  - APTT法

抗Ⅱa因子效价测定法

本法通过微量显色法比较肝素标准品与供试品抗Ⅱa因子的活性，以测定供试品的效价。

一、试剂准备

1. 三羟甲基氨基甲烷-聚乙二醇6000缓冲液(pH 8.4)

取三羟甲基氨基甲烷6.06 g、氯化钠10.23 g、乙二胺四醋酸二钠2.8 g、聚乙二醇6000 1.0 g，加水800 mL使溶解，用盐酸调节pH至8.4，用水稀释至1 000 mL。

2. 抗凝血酶溶液

取抗凝血酶(ATⅢ)，加三羟甲基氨基甲烷-聚乙二醇6000缓冲液(pH 8.4)溶解并稀释制成每1 mL中含抗凝血酶0.25 IU的溶液。

3. 凝血酶溶液

取凝血酶(FⅡa)，加三羟甲基氨基甲烷-聚乙二醇6000缓冲液(pH 8.4)溶解并稀释制成每1 mL中约含5 IU的溶液。如实验中空白管(B_1、B_2)的吸光度值不在0.8～1.0范围内，则调整凝血酶溶液浓度使其达到该范围内。

4. 发色底物溶液

取发色底物S-2238(或其他FⅡa特异性发色底物)，加水制成0.003 mol/L的溶液，临用前用水稀释至0.625 mmol/L。

二、标准品溶液与稀释液的制备

试验当日，取肝素标准品，复溶后制成标准品溶液。

取标准品溶液适量，加三羟甲基氨基甲烷-聚乙二醇6000缓冲液(pH 8.4)分别稀释制成4个不同浓度的溶液。该浓度应在log剂量-反应的线性范围内，一般为每1 mL中含0.008 5～0.035 IU，相邻两浓度之比值(r)应相同。

三、供试品溶液与稀释液的制备

除另有规定外，按照供试品的标示量或估计效价(A_T)，用三羟甲基氨基甲烷-聚乙二醇6000缓冲液(pH 8.4)，照标准品溶液与稀释液的制备法制成4个不同浓度的溶液，相邻两浓度之比值(r)应与标准品相等，供试品与标准品各剂量组的反应值应相近。

四、测定法

取不同浓度的标准品(S)系列溶液或供试品(T)系列溶液及上述缓冲液(B)，按B_1、S_1、S_2、S_3、S_4、T_1、T_2、T_3、T_4、T_1、T_2、T_3、T_4、S_1、S_2、S_3、S_4、B_2的顺序依次向各小管中分别精密加入20～100 μL相同体积(V)的上述溶液；每管精密加入相同体积(V)的抗凝血酶溶液，混匀，37 ℃平衡2 min；再精密加入凝血酶溶液适量($2V$)，混匀，37 ℃平衡2 min；再精密加入发色底物溶液适量($2V$)，混匀，37 ℃准确保温2 min后，再精密加入50%醋酸溶液适量($2V$)，终止反应后，迅速冷却至室温。

用适宜设备在405 nm的波长处测定各管吸光度。B_1、B_2两管的吸光度不得有显著性差异。以吸光度为纵坐标，标准品系列溶液(或供试品系列溶液)浓度的对数值为横坐标分别作线性回归，按生物检定统计法(通则1431)中的量反应平行线原理4.4法实验设计，计算效价及实验误差。

本法的可信限率(FL%)不得大于10%。

抗Ⅹa因子效价测定法

本法通过微量显色法比较肝素标准品与供试品抗Ⅹa因子的活性，以测定供试品的效价。

一、试剂准备

1. 三羟甲基氨基甲烷-聚乙二醇6000缓冲液(pH 8.4)

照抗Ⅱa因子项下配制。

2. 抗凝血酶溶液

取抗凝血酶(ATⅢ)，加三羟甲基氨基甲烷-聚乙二醇6000缓冲液(pH 8.4)溶解并稀释制成每1 mL中含抗凝血酶1 IU的溶液。

3. Ⅹa 因子溶液

取Ⅹa 因子(FⅩa),加三羟甲基氨基甲烷-聚乙二醇 6000 缓冲液(pH 8.4)溶解并稀释制成每 1 mL 约含 0.4 IU(或 7.1 nKat)的溶液。如实验中空白管(B_1、B_2)的吸光度值不在 0.8～1.0 范围内,则调整Ⅹa 因子溶液浓度使其达到该范围内。

4. 发色底物溶液

取发色底物 S-2765(或其他 FⅩa 特异性发色底物),加水制成 0.003 mol/L 的溶液,临用前用水稀释至 1 mmol/L。

二、标准品溶液与稀释液的制备

试验当日,取肝素标准品,复溶后制成标准品溶液。取标准品溶液适量,加三羟甲基氨基甲烷-聚乙二醇 6000 缓冲液(pH 8.4)分别稀释制成 4 个不同浓度的溶液。该浓度应在 log 剂量-反应的线性范围内,一般为每 1 mL 中含 0.035～0.15 IU,相邻两浓度之比值(r)应相同。

三、供试品溶液与稀释液的制备

除另有规定外,按供试品的标示量或估计效价(A_T),照标准品溶液与稀释液的制备法制成 4 个不同浓度的溶液,相邻两浓度之比值(r)应与标准品相等,供试品与标准品各剂量组的反应值应相近。

四、测定法

取不同浓度的标准品(S)系列溶液或供试品(T)系列溶液及上述缓冲液(B),按 B_1、S_1、S_2、S_3、S_4、T_1、T_2、T_3、T_4、T_1、T_2、T_3、T_4、S_1、S_2、S_3、S_4、B_2 的顺序依次向各小管中分别精密加入 20～100 μL 相同体积(V)的上述溶液;每管精密加入相同体积(V)的抗凝血酶溶液,混匀,37 ℃平衡 2 min;再精密加入Ⅹa 因子溶液适量($2V$),混匀,37 ℃平衡 2 min;再精密加入发色底物溶液适量($2V$),混匀,37 ℃准确保温 2 min 后,再各精密加入 50%醋酸溶液适量($2V$)终止反应后,迅速冷却至室温。用适宜设备在 405 nm 的波长处测定各管吸光度。B_1、B_2 两管的吸光度不得有显著性差异。

以吸光度为纵坐标,标准品系列溶液(或供试品系列溶液)浓度的对数值为横坐标分别作线性回归,按生物检定统计法(通则 1431)中的量反应平行线原理 4.4 法实验设计,计算效价及实验误差。

本法的可信限率(FL%)不得大于 10%。

目标检测

一、单项选择题

1. 药物标准品是指 (　　)

A. 用于生物检定、抗生素或生化药品中含量测定或效价测定的标准物质

B. 用于鉴别、检查、含量测定的标准物质

C. 用于校正检定仪器性能的标准物质

D. 色谱用的内标物

2. 人胰岛素由多少种多少个氨基酸组成　（　）

A. 24,51　B. 26,48　C. 26,51　D. 11,21

3. 胰岛素的生物检定选取的实验动物体重相差不得超过________g　（　）

A. 2　B. 3　C. 5　D. 10

4. 肝素属于（　）类型的物质　（　）

A. 蛋白质　B. 氨基酸　C. 核酸　D. 多糖

5. 一般供试品的检验量为　（　）

A. 1 g或1 mL　B. 5 g或5 mL　C. 10 g或10 mL　D. 20 g或20 mL

6. 2025年版《中国药典》三部附录规定，胰岛素的生物检定法为　（　）

A. 豚鼠实验法　B. 兔血糖法

C. 大鼠血糖法　D. 小鼠血糖法

二、多项选择题

1. 药品生物检定技术的方法有　（　）

A. 量反应的平行线测定法　B. 质反应的直接测定法

C. 管碟法　D. 浊度法

2. 生物检定中的生物体是指　（　）

A. 整体动物　B. 离体组织　C. 微生物　D. 细胞

3. 生物检定方法可分为　（　）

A. 量反应　B. 微生物限度检查法

C. 质反应　D. 热原检查法

E. 无菌检查法

4. 在药品检验工作中，检验的记录应符合的要求有　（　）

A. 不允许做任何修改　B. 应记录供试品的名称、批号、来源等

C. 应记录检验的项目依据方法　D. 应有复核人签名或盖章

5. 国家药品标准物质应具备的性质有　（　）

A. 时效性　B. 稳定性　C. 均匀性　D. 准确性

三、简答题

1. 药用胰岛素的来源有哪些？其药理作用是什么？
2. 给小鼠皮下注射药液时应注意哪些问题？
3. 简述兔的抓取和固定方法。